图文并茂　一看就懂

人体自愈疗法

杨　烁◎主编

中原农民出版社

·郑州·

图书在版编目（CIP）数据

人体自愈疗法 / 杨烁主编. -- 郑州 ： 中原农民出
版社，2025. 5. -- ISBN 978-7-5542-3234-7

Ⅰ. R161

中国国家版本馆CIP数据核字第20253G4K69号

人体自愈疗法

RENTI ZIYU LIAOFA

出 版 人：刘宏伟	责任印制：孙 瑞
选题策划：柴延红	美术编辑：杨 柳
责任编辑：肖攀锋	特约设计：尚世视觉
责任校对：彤 冰	

出版发行：中原农民出版社

地址：河南自贸试验区郑州片区（郑东）祥盛街 27 号 7 层

电话：0371-65788879

经　　销：全国新华书店

印　　刷：河南承创印务有限公司

开　　本：160 mm × 230 mm　　1/16

印　　张：10

字　　数：130 千字

版　　次：2025 年 5 月第 1 版

印　　次：2025 年 5 月第 1 次印刷

定　　价：58.00

如发现印装质量问题，影响阅读，请与出版社联系调换。

前言
PREFACE

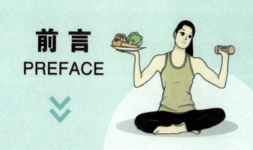

在快节奏的现代生活中，人们面临着前所未有的健康挑战。环境污染、工作压力、不良生活习惯等多重因素不断侵蚀着我们的身体健康。在追求医疗技术进步的同时，我们却往往忽略了人体自身所蕴含的强大自愈能力。事实上，自愈力是人类在漫长进化过程中获得的宝贵财富，它是大自然赋予我们的天然防御机制，能够在许多情况下帮助我们抵御疾病，恢复健康。

本书正是基于对人体自愈力的深入理解和研究，旨在探索和揭示如何通过健康的生活方式有效激发、强化这一内在力量，从而达到预防疾病、促进健康的目的。本书从多个维度出发，全面系统地介绍了人体自愈力的概念、运作机制及其在各种常见疾病中的应用。

首先，本书详细阐述了人体自愈力的基本理论和运作方式，帮助读者理解自愈力如何在身体内部发挥作用，以及它是如何帮助我们应对各种健康挑战的。通过生动的案例和科学的解释，希望能够让读者深刻认识到自愈力的重要性，并学会如何在日常生活中保护和利用这一宝贵资源。

其次，本书针对多种常见病和慢性病，如感冒、头痛、失眠、便秘、胃炎、肥胖症、高血压、糖尿病和心脏病等，提供了基于自愈力的调养方法。这些方法不仅简单易行，而且效果显著，能够帮助读者在不过多依赖药物的情况下，通过调整饮食、改善生活习惯、调适心理等方式，达到自愈的目的。

此外，本书还强调了饮食和心理状态在激发自愈力方面的重要作用。通过科学的饮食指导和心理调适技巧，读者可以更好地平衡身体机能，提升整体健康水平。同时，本书也提供了许多实用的健康小贴士和建议，帮助读者在日常生活中轻松实践自愈疗法。

简而言之，本书不仅是一本健康指南，更是一本倡导自然、健康生活方式的理念之书。我们相信，通过学习和实践书中的方法和理念，每个人都能成为自己健康的主宰者，让生活更加美好和健康。

编者

2025 年 4 月

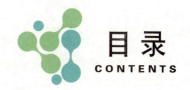

目录
CONTENTS

目录 CONTENTS

Part 3 谁伤害了我们的自愈力

Part 4 心灵力量，调动自愈力

常见病的自愈疗法

人体天生能自愈

自愈力，是人类在漫长的进化历程中所获得的宝贵财富，它是大自然对生命的馈赠，也是生命坚韧不拔的最好证明。我们应当保护这种能力，通过健康的生活方式，来激发和强化人体的自愈能力，让这股神奇的力量更好地守护我们的健康。

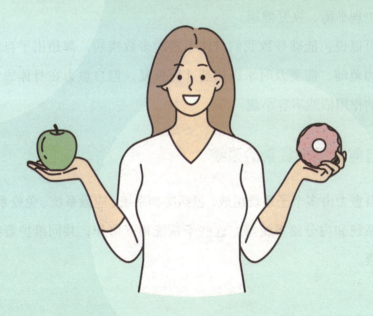

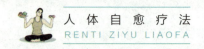
自愈力是人体最好的医生

日常生活中，我们皮肤的小伤口能自我愈合，轻微感冒不需用药便能自愈，甚至一些相对较重的病也能在积极的心态和适当的调养下"奇迹"般康复。这些现象背后，是人体内神奇的自愈力在发挥作用。

🦠 什么是自愈力

自愈力是身体自我调节和修复的能力。它能在身体受到感染或损伤时激活免疫反应、产生抗体来保护身体；同时，通过调节代谢保持生理平衡，恢复健康。

可以说，能够导致我们身体不适的多数疾病，都超出了自愈力的能力范畴，需要及时求医用药才能恢复，但自愈力在身体康复过程中的作用依然不容小觑。

🦠 自愈力是个复杂的系统

自愈力由多个子系统组成，包括防御系统、应激系统、免疫系统、修复系统和内分泌系统等。这些子系统相互协作，共同维护着我们的健康。

🧠 我们要做自己的医生

人吃五谷杂粮，难免会生病。生病时大多数人的第一反应是吃药，或者去医院看医生。殊不知，人体本身就是一个"医疗机构"，只要好好利用，一些疾病即使不吃药也能自愈。

在治疗疾病的过程中，治愈和自愈是相伴而行的。任何有效的治疗直至治愈，说到底，就是刺激人体的自愈力发挥作用，以修复、改造、消除隐患及病灶。所以，我们应尽可能地发挥身体的自我修复功能。

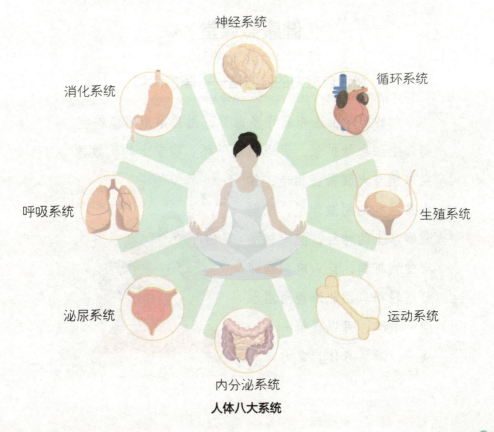

神经系统

循环系统

消化系统

生殖系统

呼吸系统

运动系统

泌尿系统

内分泌系统

人体八大系统

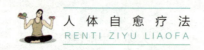

　　一般来说，医生的职责是找到病因，然后帮助患者摆脱疾病的困扰。我们的身体其实有很强大的自我修复能力，所以有句话说："最好的医生是自己。"

　　当然，这并不是让我们有病不去医院看医生，而是告诉我们，要了解自己的身体状况，调理自己的身心，关爱自己。在生病时，也要尽可能地调动自身的自愈力，帮助身体进行自我修复。

健康微课堂

激活自愈力的好方法——睡前泡脚

　　人的脚掌上密布着许多血管，用热水泡脚能够使脚部毛细血管扩张，促进血液循环。脚掌上的无数神经末梢与大脑紧密相连，热水有温和的刺激作用，能刺激脚掌上的神经，使大脑皮质受到抑制，让人感到脑部舒适轻松。因此睡前用温水泡一泡脚，可以缓解一天的疲劳，激活身体自愈力。

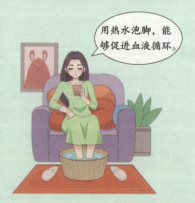

用热水泡脚，能够促进血液循环。

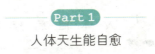
排毒系统，帮助身体自我净化

我们身体的"安全防卫"措施非常完备，还配有"杀毒软件"，一旦身体有了病毒，这些"软件"就会启动杀毒、排毒"程序"，保证身体的正常运转。

肝脏："毒素处理器"

肝脏是重要的解毒器官，具有化解细菌、酒精和其他毒素的功能。各种毒素经过肝脏的一系列化学反应后就会变成无毒或低毒物质。

我们要在饮食上进行调配，平常多吃胡萝卜、大蒜、葡萄、无花果等来帮助肝脏排毒。中医理论中有"怒伤肝"之说，所以要尽量做到心平气和，保持乐观开朗的心情。

肾脏：排毒的重要器官

肾脏不但能过滤掉血液中的毒素并通过尿液排出体外，同时还负担着保持人体水分和控制人体钾钠平衡的作用。平日多吃一些黄瓜、樱桃等蔬果，有助于肾脏排毒。

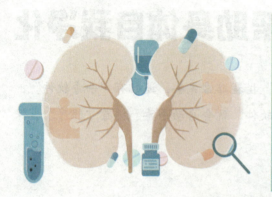

- 消除废物和多余的水分
- 维持身体内环境的稳定
- 保持水、电解质和酸碱平衡
- 维持骨骼的强壮
- 促进红细胞的生成
- 调节血压

肾脏的主要功能

淋巴系统：体内毒素"回收站"

分散于全身各处的淋巴腺会吸收死去的细胞、多余的体液和其他由食物产生的毒素，最后回收到淋巴结。毒素从淋巴结过滤出来，进入血液中，然后进入皮肤、肝脏或者肾脏，通过出汗、排便、排尿排出体外。

如果每天洗 10~15 分钟的温热水浴，可以促进淋巴回流，"援助"淋巴排毒。

肺：最易积存毒素的器官之一

肺吸入氧气，呼出体内二氧化碳等代谢废物。一个人每天能将约 1000 升空气吸入肺中，而空气中飘浮的许多细菌、病毒、粉尘等有害物质也随之进入肺脏。这些有害物质如果停留在体内，对人的健康是一种极大的侵害，而肺脏能通过呼气排出部分入侵者和体内代谢的废物。

我们可以在空气清新的地方或雨后练习深呼吸，或主动咳嗽几声，这些行为都能帮助肺脏排毒。

胃肠："兼职"排毒

胃的主要功能是消化食物，同时也会"兼职"排毒。它在消化食物的同时能杀死食物中的病原体，还能通过呕吐将体内毒素排出体外。肠道主要是食物残渣的停留地。在大肠内，部分水分被肠黏膜吸收，其余物质在细菌的作用下形成粪便。此过程会产生吲哚等有毒物质，再加上随食物或空气进入人体的有毒物质，粪便中也会含有大量毒素。这些毒素若不及时排出体外，会被身体重复吸收，危害身体健康。

为了帮助胃肠排毒，要避免一些不当的饮食方式，比如不要空腹吃对胃刺激大的过酸、过辣的食物；尽量规律用餐，保证胃的健康；养成每日清晨规律排便的习惯，缩短其在肠道停留的时间，减少身体对毒素的吸收。

皮肤：人体的第一道防线

皮肤能分泌出一种酸性物质，杀死有害的微生物，也能排泄掉大量多余的垃圾，如尿酸、氨、尿素等。它像一张巨大的过滤网，留下那些对人体有益的东西，排出那些有害的、没用的东西。

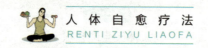

如果肝脏和肾超载或工作效率下降，皮肤会长出湿疹一类的东西，发出"警告"，因为这时皮肤需要处理比平时多得多的垃圾。

除了这些器官，还有一些器官也具有排毒功能，例如女性的子宫借助每个月的月经可以将体内毒素排出体外。女性在怀孕期间长妊娠斑，就是因为停经不能及时排毒所致。还有一些老人长老年斑，也是体内毒素积累、排毒通道被堵塞的结果。

健康微课堂

为什么熬夜会影响身体排毒

虽然人体的解毒功能24小时都在运作，但是睡眠不足或者熬夜的情况下会导致肝脏的排毒功能下降，会加重肾脏负担。因此，保持良好的睡眠，才能够保证排毒系统的正常工作。

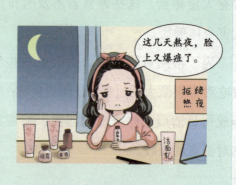

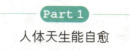

再生愈合系统助力自我修复

我们都知道，一些杀毒软件常常会提示电脑存在漏洞，需要修复受损功能。其实，我们的身体也具备类似的"修复"系统，那就是再生和愈合系统。

🍄 人体的再生能力有多强

人体如同一部精密的"机器"，展现着惊人的自我修复与再生潜能。以日常小伤为例，手指划破后，伤口会在短时间内自然愈合，这是身体再生系统高效运作的直接体现。它能迅速调动资源，促进细胞分裂，加速伤口愈合。

而肝脏的再生能力更是人体再生潜能的巅峰展现。肝脏具有极高的代偿能力，即使遭遇严重损伤，如被切除一半或更多，剩余的肝细胞也能在迅速调整后承担起全部功能。更令人震惊的是，在极端情况下，如肝脏被手术切除高达75%，仅需短短4个月，它就能通过细胞增殖与重组，恢复到原来的大小与重量。这一过程不仅彰显了肝脏作为"生命工厂"的强大生命力，也反映了人体内部蕴含的惊人再生与自我修复机制，让人不得不感叹生命之奇妙与顽强。

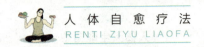

🐸 神奇的再生与修复过程

在身体的再生、修复过程中，血小板的作用至关重要。我们的身体在遭受外伤时，会立刻感到疼痛，并且有鲜血流出。如果伤口不太严重，流出一点儿血之后就会自动止血，这是由于血液系统在发现受伤后，马上促使血小板向创伤部位聚集，阻止更多的血液流失。与此同时，免疫系统也会立即调动各种免疫细胞向创口聚集，防止空气中飘浮的微生物侵入人体；修复系统则立刻促使创口两侧的细胞增殖，修复被破坏的人体组织。

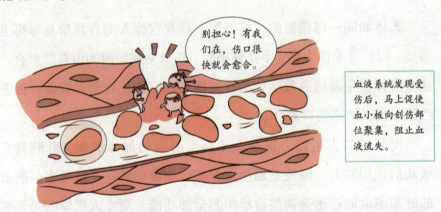

血小板聚集，阻止血液流失示意图

🐸 自愈力是修复骨折的"大功臣"

骨折患者在医院进行复位和固定后，大多是依靠自愈力休养康复。骨折之后，血块会充满并围绕在骨折处的裂缝周围，将其封闭起来。接着，血块会慢慢变成柔软的骨痂。这个时候，人体的自愈修复系统就开始"工作"了。经过 5 ~ 7 天，纺锤状的暂时性大骨痂渐渐形成。这种骨痂的作用就像是固定夹板，在受伤 2 ~ 3 个星期后达到最大尺寸，然后随着骨骼构造的强化而变得越发强韧。

健康微课堂

为什么手术后不能洗澡

手术后伤口处的皮肤已经受损，皮肤的屏障也被打破。这就如同城门大开一般，细菌、病毒之类的病原微生物极易侵入伤口，从而引发局部感染。而水中存在一定量的细菌、病毒等，所以伤口一旦碰到水，就很容易出现局部感染的情况，不利于伤口的愈合。

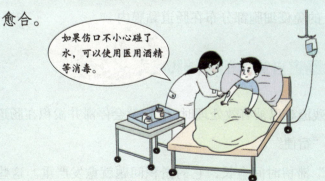

如果伤口不小心碰了水，可以使用医用酒精等消毒。

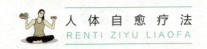

肠道健康，自愈力更强

若要提升人体的自愈力，首要任务便是提升肠道的自愈力。毕竟肠道负责消化和吸收营养物质，对人体健康起着决定性的作用。

🌱 "身兼数职"的肠道

肠道堪称人体最大的"加油站"。人体所需的各种物质，95%以上都是由肠道加工完成的，进而供人体吸收利用。肠道还是人体最大的"排污工厂"，80%以上的毒素都是通过肠道排出体外的。肠道更是人体最大的疾病防御"堡垒"。可以把肠道看作是一条从口腔延伸至肛门的肌性管道，因为这条管道"对外开放"，所以外界的细菌毒素都能经由口腔侵入肠道。为了抵御"病从口入"，人体70%以上的免疫细胞都分布在肠道黏膜内。

🌱 宿便：肠道自愈力的"绊脚石"

当食物残渣难以被有效处理时，它们就会停滞并淤积在肠道内，变为所谓的"宿便"。

"宿便"滞留时间愈长，它的淤积问题就愈发严重。这些停滞的"宿便"在肠道内被微生物分解，腐败发酵，进而释放出大量的

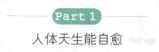
有害气体、毒素以及可能引发过敏的物质。这些有害物质不仅会对身体造成负担，引起肥胖，还可能引发各种过敏性疾病等。

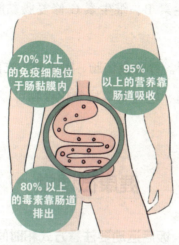

肠道的功能

有些人或许有这样的经历：前一晚哪怕只是忍不住多吃了几口点心，夜里便觉得肚子不适，辗转反侧难以入眠，甚至噩梦连连。这便是"宿便"对身体造成的不良后果。

🍄 从现在起，保护肠道健康

既然肠道健康对人体健康至关重要，那么应该怎样做才可以让我们的肠道更加健康呢？

首先，减少对肠道的伤害，记得"治病不忌口，神仙也难救"，少食多餐，每餐七成饱，早吃好、午吃饱、晚吃少，别暴饮暴食。

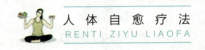
其次，给肠道提供营养助力自愈，像苹果、香蕉等水果，还有粗粮燕麦粥，含维生素、膳食纤维，能促进肠道蠕动。

再次，补充维生素 B、维生素 C 修复肠黏膜，青菜、苹果等蔬果就富含这些。

最后，保护好胃。胃酸会伤肠，喝牛奶、吃南瓜等含果胶食物，能防止胃酸侵蚀肠道，吃蓝莓等抗氧化食物可减轻肠黏膜损伤。

健康微课堂

饭后运动要注意方式和时间

"饭后走一走，活到九十九。"这句俗话道出了饭后运动对肠道健康的益处。然而，运动的方式和时间也有讲究。饭后立即运动可能会导致胃痛、胃下垂等问题，因此建议在饭后休息半小时以上再进

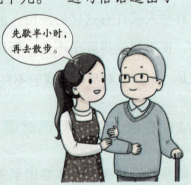

先歇半小时，再去散步。

行低强度运动，比如说散步。待身体适应后，可逐渐增加运动强度，如快走、慢跑等。选择适合自己的运动方式并长期坚持，有助于我们维护身体健康。

别忽视炎症这个"隐形杀手"

炎症是身体对伤害或感染的防御反应，它可能是轻微的，也可能是严重的，甚至有可能是慢性疾病的前兆。因此，我们不能忽视身体发出的任何信号，而应该及时采取措施，以防止潜在的健康问题进一步恶化。

有炎症，别大意

炎症可不是一种简单的生理反应，它是身体对外界刺激的防御反应，是身体正在与病原体或损伤进行斗争的表现。不过，要是炎症未能得到及时有效的控制，就很可能发展为慢性疾病，继而对我们的健康造成更大的伤害。

炎症的持续存在，不仅会损害局部组织，还可能引发全身性的健康问题，例如：慢性炎症与心脏病、糖尿病、关节炎以及某些类型的癌症等都有着密切的联系。

三种棘手炎症大揭秘

在我们的生活剧本中，炎症宛如一位"群众演员"，它或许看上去并不起眼，却有可能在不经意间给我们的健康带来巨大威胁。

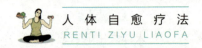
以下这几种常见又棘手的炎症，看似平常却暗藏着巨大的危险。

先来看看慢性肠道炎症。慢性肠道炎症是一种常见却极易被忽视的病症。乍一看，它可能仅仅引发诸如腹痛、腹泻之类的轻微不适，很容易让人们错当成是胃肠道的正常反应或者食物过敏现象。可是，倘若这种炎症未能得到及时且有效的控制，就可能恶化为严重的疾病。所以，对于慢性肠道炎症患者而言，早发现、早治疗极为关键。

接着来了解被称为潜藏的"毒气囊"的慢性肝炎。慢性肝炎分为多种类型，其中最为人熟知的包括慢性乙型肝炎和慢性丙型肝炎。乙型肝炎、丙型肝炎这类慢性疾病，在发病伊始并没有明显的症状，因而很容易被患者忽略。可是，倘若患者对此不以为意且不及时治疗，就可能逐步发展成肝硬化、肝癌等严重病症。

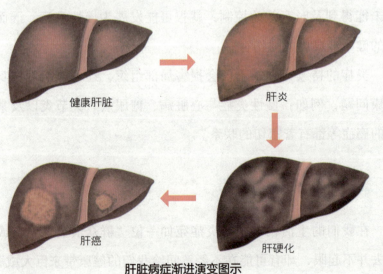

健康肝脏　　　　　　　肝炎

肝癌　　　　　　　　肝硬化

肝脏病症渐进演变图示

所以，对于慢性肝炎患者而言，及时接受治疗是非常重要的。定期进行肝功能检查、监测病情变化，能够有效降低患癌风险。

最后，我们来了解一下皮肤炎症。皮肤，作为人体最大的器官，它不仅是我们与外界环境接触的第一道屏障，也是反映身体内部状况的"镜子"。皮肤炎症虽然常见，但其背后可能隐藏着更深层次的健康问题。从轻微的皮肤瘙痒、红斑到严重的湿疹、银屑病，皮肤炎症的表现形式多样，但它们都是提醒我们要关注身体内在的信号。因此，我们不应忽视皮肤发出的任何信号。通过合理的预防措施、及时的医疗干预以及良好的生活习惯，我们可以有效地管理和控制皮肤炎症，维护皮肤健康。

健康微课堂

戒糖戒油腻，才能防"痘痘"

相信许多读者朋友都有过"长痘"的困扰。其实，"痘痘"的尽头是炎症。抗炎的首要任务就是"戒糖戒油腻"，高糖高油食品会诱发炎症，如果摄入得过多，会让皮肤又爆痘又粗糙。我们可以从"戒饮料、戒甜点、戒油腻"做起，坚持一段时间后，我们会惊喜地发现：不仅痘痘变少了，身体素质也更棒了！

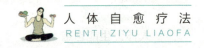

抗氧化能提高肌肤自愈力

肌肤老化并不是在短时间内突然发生的，而是一个长期积累的过程。随着时间的推移，我们的皮肤会逐渐失去弹性，出现细纹和皱纹，甚至可能出现色斑和松弛等问题。为了延缓这一过程，我们需要采取一些有效的抗氧化措施，让肌肤保持年轻光彩。

🧠 "氧化"——肌肤衰老的元凶

年轻的肌肤通常呈现饱满、紧致且富有弹性的状态，肤色均匀而透亮，充满了青春的活力。然而，随着时间的推移，肌肤不可避免地会经历老化的过程。这时，原本光滑细腻的皮肤会逐渐失去光泽，变得暗淡无光。

有些朋友可能会认为，肌肤老化首先会表现为细纹的出现或者皮肤的松弛下垂。然而，实际上，由于氧化和糖化的作用，肌肤老化的过程往往是从失去光泽开始的。在这个过程中，皮肤的屏障功能会变得失衡，导致皮肤变得干燥或者过于油腻。这种情况表明，我们的肌肤自愈能力在下降，不再像年轻时那样，即便受到外界的刺激，也能迅速恢复到正常状态。

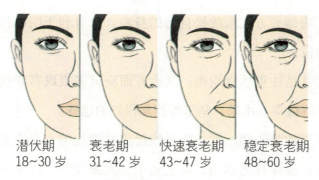

潜伏期	衰老期	快速衰老期	稳定衰老期
18~30 岁	31~42 岁	43~47 岁	48~60 岁

皮肤衰老的 4 个阶段

普通的氧气并不会对人体皮肤造成伤害，然而自由基却有着很强的氧化性。氧化会使皮肤内部的环境失衡，衰老、色斑、老年斑（脂褐素堆积）、皮肤敏感、长痘等问题便会接踵而至。

😃 好习惯是抗氧化的最大助力

抗氧化护肤是延缓肌肤衰老、维持肌肤健康的重要方法。具体有使用抗氧化产品、保持良好的生活习惯、注重饮食均衡以及加强防晒等措施。

首先是使用抗氧化产品。抗氧化产品能够有力地抵御自由基给皮肤带来的损害，像维生素 C、维生素 E、绿茶提取物等都是常见的抗氧化成分。使用含有此类成分的护肤品，例如抗氧化精华、面霜等，就能够帮助肌肤有力对抗氧化，提高肌肤自我修复的能力。

其次是保持良好的生活习惯。大家一定都听过"经常熬夜会脸垮"的说法，拥有充足的睡眠，就能减少自由基的生成；减轻压力，借

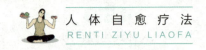

助冥想、瑜伽等方式来放松自己的身心，也有利于削减自由基对皮肤造成的伤害。

再次就是注重饮食均衡。饮食方面应该多摄取富含抗氧化剂的食物，新鲜蔬菜、水果、坚果等都是很好的选择。

最后要加强防晒。紫外线是致使皮肤氧化的一个主要因素。外出的时候，要涂抹防晒霜，戴上帽子、太阳镜等，以减少紫外线对皮肤的伤害。

健康微课堂

水是最好的皮肤保养品

多喝水也能延缓皮肤的老化过程。当水分充足时，皮肤表面的自然排汗体系会正常运转，毛孔中的污垢就会随着汗水一同排出。如此一来，青春痘与粉刺出现的概率便降低了。反之，如果长期缺水，皮肤就会变得干枯粗糙，进而加速皱纹的出现。因此，水可以说是最天然、最健康的皮肤保养品。

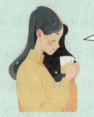

每天保证喝7～8杯水，皮肤会有意想不到的变化！

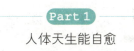

读懂身体的求救信号

我们的身体配备着一套极为灵敏的警报系统。一旦身体某个部位发生病变，相应的部位就会向我们拉响警报。要是能够及时察觉并理解这些"求救信号"，充分利用自身的自愈系统，就能迅速"处理"这些问题。

🧠 肾脏的求救信号

肾脏在人体中扮演着至关重要的角色，它们是主要的排泄器官之一，专门负责清除血液中的各种废物和多余的水分。这些废物和水分通过尿液排出体外，从而维持体内的电解质平衡，确保血液的 pH 稳定，并且对血压的稳定起到关键作用。此外，它还负责调节红细胞的生成以及维持骨骼的健康。当肾脏功能出现障碍或受损时，它会通过一系列的信号来提醒我们。

首先是水肿。肾脏每天要过滤大约 200 升的血液，就像一个精密的过滤器。一旦这个过滤系统的"阀门"出现故障，血液中的水无法正常排出，水分过多时就会产生水肿现象。有两个部位的水肿较为明显，一个是脚踝，要是脚踝比平常粗，用手一按出现一个小坑，这就是凹陷性水肿；另一个是眼睑，具体表现为早晨起床后的眼睑水肿。

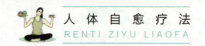

其次是高血压，很多人都不清楚，其实高血压并不完全是血压本身的问题，还有可能是肾脏出现了状况，这被称为肾源性高血压。

再次，当尿液中的泡沫明显增多时，常常意味着蛋白尿的存在。正常情况下，成年人每天的尿量为 1.5 ~ 2 升。如果发现自己的尿量突然减少，或者在没有明显原因的情况下尿量增加，这可能是肾脏功能受损的另一个迹象。尿量的减少可能是由于肾脏过滤功能下降，而尿量的增加则可能是由于肾脏无法有效浓缩尿液。

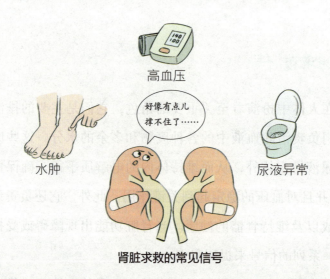

高血压

好像有点儿
撑不住了……

水肿

尿液异常

肾脏求救的常见信号

此外，尿液颜色的变化也不容忽视。健康的尿液通常是淡黄色的，如果尿液颜色变得异常深或呈现茶色、红色，这可能是血尿的征兆，表明肾脏或泌尿系统可能有出血的情况。

肾脏疾病还可能引起疲劳和乏力。由于肾脏负责清除体内的毒素和废物，当它的功能下降时，这些物质可能在体内积累，导致身

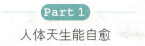

体感到疲劳和乏力。

胃的求救信号

胃部不适和疼痛是胃发出的常见求救信号。这些症状可能由多种原因引起，包括胃炎、胃溃疡、胃食管反流病等。长期的胃部不适如果不加以治疗，可能会导致更严重的胃部疾病。

另外就是明显的消瘦。年龄在 40 岁以上的胃溃疡患者，如果短期内出现劳累、乏力、食欲减退以及消化不良性的腹泻，特别是在进食肉类食物之后腹泻更加严重，还伴有恶心、呕吐，体重迅速下降，出现贫血并且治疗效果不佳，这也可能是病情恶变的信号。

还有黑便。黑便除了可能是肛肠疾病，还有可能是胃出血。有胃溃疡病史的朋友一定要对这一症状保持警惕。

大脑的求救信号

大脑作为人体的指挥中心，其健康状况直接关系到我们的生活质量。当大脑发出求救信号时，我们绝不能掉以轻心。常见的大脑求救信号包括频繁的头痛、记忆力减退、注意力不集中、情绪波动大、睡眠障碍等。这些症状可能是由于压力过大、睡眠不足、营养不良或某些疾病引起的。

如果出现这些症状，首先应该调整生活方式，保证充足的睡眠，减少压力，合理饮食，并进行适量的体育锻炼。此外，保持积极乐

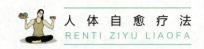

观的心态，避免过度焦虑和紧张，也是维护大脑健康的重要因素。

　　一旦出现更严重的症状，比如说正拿着筷子吃饭，突然筷子就莫名其妙地掉了；或者突然头晕、眼前发黑……这类转瞬即逝的症状，可能是"小中风"发作了。"小中风"通俗来讲，就像是大脑突然"短路"了。中老年人，特别是患有高血压、糖尿病、高脂血症，以及抽烟、饮酒的人，一旦出现上述突发症状，一定要立刻去医院就诊。

健康微课堂

熬夜是在透支身体

　　经常熬夜的人，如果身体出现了以下3种状况，一定要重视起来：

　　异常的疲劳感：即使没有进行剧烈运动或高强度工作，也会感到极度的疲惫。

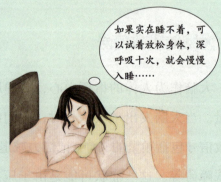

如果实在睡不着，可以试着放松身体，深呼吸十次，就会慢慢入睡……

　　莫名的心慌：心跳的节奏变得异常。

　　突然感觉胸闷：感觉胸口被一块大石头压住，喘不上气。

提高免疫力，
就是提高自愈力

　　日常生活中，无论是大人还是小孩，当患上感冒、发热等常见病时，人们总会提到一个词——免疫力，在这个词前还会加上"增强""提高"等词，似乎生病与免疫力低下有很大关系，而提高免疫力就意味着少生病或不生病。

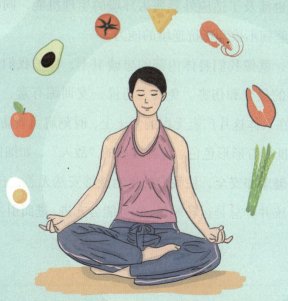

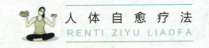
免疫力：身体的"防火墙"

在疾病大流行的情况下，有些人会患病，而有些人却安然无恙，这正是因为不同的人免疫力存在差异。免疫力宛如人体的一道"防火墙"，抵御着形形色色能使人体生病的病毒和细菌。一旦这道"墙"变薄甚至消失，人体就极易遭受病菌入侵而生病。

🗨 何为"免疫力"

"免疫"这一术语最早出现于中国明代的一部医学著作《免疫类方》，其原始含义是指"免除瘟疫"，即指预防和治疗传染病的方法和手段。这一概念不仅包括了身体对于病毒、细菌等微生物的抵抗能力，也涉及了适应外界恶劣环境的生理机能，同时还隐含了精神层面的坚韧不拔和抵抗逆境的能力。

免疫力，就像我们身体内部的忠诚卫士，保护我们免受各种致病性微生物的侵袭和伤害。免疫力仿佛一支训练有素、纪律严明的军队，驻扎在人体这片广袤无垠的领土上，时刻肩负着防御的重任，严阵以待，抵御着形形色色、种类繁多的"敌人"，如细菌、病毒等，确保人体的健康和安全，使我们的生活能够安然无恙，自在舒适。

免疫系统并非总是运转顺畅，它可能会亢进，进而引发过敏反应、自身免疫疾病等，给人带来痛苦；也可能使人体防御功能低下，致使细菌、病毒入侵，从而引起各种感染。人体某些典型的自身免疫性疾病就是由免疫功能紊乱造成的，而免疫能力薄弱时最容易受到感染。因此，免疫力就像一把双刃剑，过高或过低都不好，免疫平衡才是健康的状态。

🍄 两种免疫类型

人体的免疫包含两种类型，即非特异性免疫（也被称为先天免疫或者固有免疫）和特异性免疫（也被称为获得性免疫或者适应性免疫）。非特异性免疫是人生来就具备的，而特异性免疫则需经历一个过程才能获得。

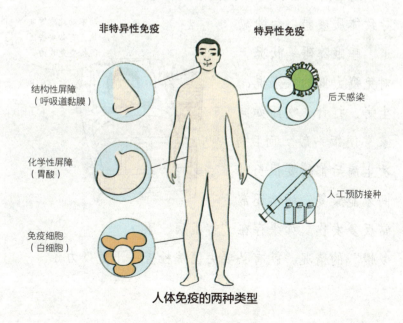

非特异性免疫　　　　　　　特异性免疫

结构性屏障
（呼吸道黏膜）　　　　　　　后天感染

化学性屏障
（胃酸）

人工预防接种

免疫细胞
（白细胞）

人体免疫的两种类型

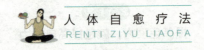
　　非特异性免疫是人体的常规防御屏障。一旦这个屏障遭受破坏，人类在大自然的侵袭之下就会变得不堪一击，毫无抵抗之力。

　　特异性免疫仅针对一种病原体。它是人体通过后天感染（病愈或无症状感染）或者人工预防接种疫苗使机体获得的抵抗感染的能力。

健康微课堂

免疫力低下的一个明显表现就是容易生病

　　频繁患病会使身体机能的消耗不断加重，通常会导致体质虚弱、食欲减退、睡眠障碍等状况。对免疫力低的人来说，生病、打针、吃药如同家常便饭一般。而且每次生病后都需要很长时间才能康复，病情还常常反复发作。如果存在"常生病、康复慢"的情况，就有必要去医院检查一下免疫力了。

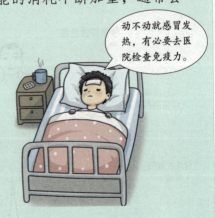

动不动就感冒发热，有必要去医院检查免疫力。

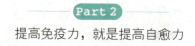

认识一下神奇的免疫系统

我们或许常常从医生那里听到"免疫系统"这个词。免疫力就像难以捉摸的影子，而免疫系统却真实地存在于我们的身体之中。它们与身体中的其他系统相互协调，共同维持体内环境的稳定和生理功能的平衡。

免疫系统：人体的三道防线

免疫系统具备免疫监视、防御和调控功能。该系统由免疫器官（包括骨髓、脾脏、淋巴结、扁桃体、阑尾和胸腺等）、免疫细胞（如淋巴细胞、单核吞噬细胞、中性粒细胞、嗜碱粒细胞、嗜酸粒细胞、肥大细胞和血小板等）以及免疫活性物质（包括抗体、溶菌酶、补体、免疫球蛋白、干扰素、白细胞介素和肿瘤坏死因子等细胞因子）构成。

免疫器官为免疫细胞的生成、成熟和储存提供了必要的环境。骨髓是主要的造血和免疫细胞来源，而胸腺对于 T 淋巴细胞的发育起着至关重要的作用。免疫细胞的主要职责是识别并清除病原体及异常细胞，其中 B 淋巴细胞负责产生抗体，使病原体失去活性，而T 淋巴细胞则直接杀伤异常细胞或激活其他免疫细胞。

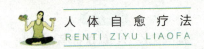
免疫活性物质是由免疫细胞产生的化学物质，在免疫应答过程中发挥着关键作用。补体系统能够增强抗体的杀菌能力，干扰素则有助于抑制病毒的复制，两者共同维护着机体的健康。这些组成部分相互协作，构成了一个高效、精密的免疫系统，有效地保护人体免受疾病的侵害。

强大的免疫系统构建起三道防线，它们齐心协力抵御外界病菌的侵袭，为我们的健康保驾护航。

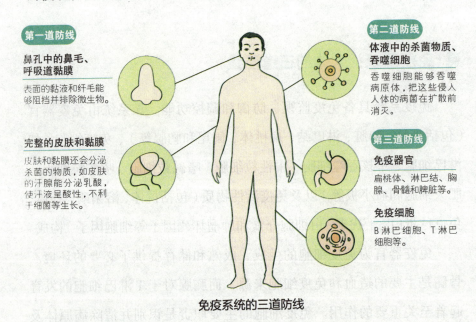

第一道防线

鼻孔中的鼻毛、呼吸道黏膜

表面的黏液和纤毛能够阻挡并排除微生物。

完整的皮肤和黏膜

皮肤和黏膜还会分泌杀菌的物质，如皮肤的汗腺能分泌乳酸，使汗液呈酸性，不利于细菌等生长。

第二道防线

体液中的杀菌物质、吞噬细胞

吞噬细胞能够吞噬病原体，把这些侵入人体的病菌在扩散前消灭。

第三道防线

免疫器官

扁桃体、淋巴结、胸腺、骨髓和脾脏等。

免疫细胞

B淋巴细胞、T淋巴细胞等。

免疫系统的三道防线

🔍 免疫防御：抵御感染的入侵

免疫系统具有重要的免疫防御功能。

免疫防御是指机体对外来物质的识别与排除。其防御功能主要体现在两个方面：其一，抵御外来病原微生物的感染，也是大众最为熟知的免疫功能。当免疫防御功能正常时，它能够助力人体抵御疾病。然而，该功能一旦出现异常，人体就会产生一些问题。倘若免疫防御功能低下，机体抵抗力随之下降，就容易遭受感染；而若防御功能过强，则可能引发过敏，像支气管哮喘、荨麻疹、过敏性鼻炎等病症就会出现。其二，排斥异体的细胞和器官。免疫系统对待外来者向来是严格审查、严厉打击的，所以当人体出于健康需求移植他人器官后，原本保卫健康的免疫防御功能反而会帮倒忙，导致排斥反应的发生，这也是器官移植术后需要克服的主要障碍。

免疫监视功能：清除不健康细胞

我们的身体就如同一个大型工厂，无时无刻不在制造各种各样的新生细胞。在这种大规模的生产进程中，由于受到多种因素的干扰，会产生一些突变细胞，恰似工厂里产出的"不合格产品"。如果没有免疫监视功能尽早将其识别并清除，这些"不合格细胞"就可能无休止地生长，最终演变成肿瘤。免疫监视功能就像是"质检员"随时在对"产品"进行监督、检查，能及时把突变细胞清除掉。当人体的免疫监视功能低下时，肿瘤发生的概率就会大幅增加。

总之，免疫系统就宛如一个国家的防御部队，它们除了歼灭外来入侵者之外，还承担着清除内部破坏分子的任务，以此保持身体的和谐与稳定。

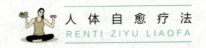
免疫力是人体自愈的关键

　　小孩子生病了，有些家长认为赶紧吃药能好得快，而有些家长则觉得不用吃药，靠自身就能恢复，还能提高抵抗力。实际上，有一些疾病，人体系统能够凭借免疫力的提升实现自愈。

免疫力：人体的剑与盾

　　免疫力是人体识别和排除"入侵者"的生理反应。它就像手持剑与盾的战士，守卫我们的身体健康。在前面我们提到过，免疫系统的主要作用是防御并杀灭入侵的病毒病菌。就拿病毒来说，免疫细胞会进入防御状态，淋巴组织负责"监视"病毒是否会扰乱身体，淋巴器官则做出反应来杀菌以稳定内部循环。出现病毒性感染意味着免疫力低下，是免疫细胞没有做好防御工作。而且，免疫力在成年后达到顶峰，30岁之后会随着年龄的增长而逐渐下降。

"养"出来的自愈力与免疫力

　　人到30岁之后，免疫力就会逐渐降低，身体的各个器官也开始走向衰退。这也是老人容易被病毒入侵的缘故。所以，年纪越大就越要注重保养，越要小心感冒发热和外伤。随着免疫力的减弱，身体的自愈能力也会逐渐下降。

德国《生机》杂志在 2006 年刊登的一篇文章指出：只要注重调养并改善生活习惯以提高免疫力，60% ~ 70% 的疾病都能自愈。我国健康教育专家洪昭光教授也曾说：从某种意义上讲，医生治病只是激发和扶持人体的自愈力，最终治愈疾病的并非药物，而是患者自身。

🐾 免疫与自愈相辅相成

自愈力是指身体受到外界影响，比如细菌、病毒的侵袭，或者因为各种原因导致身体处于疾病状态时，在不借助专业治疗手段的情况下，身体能够自行恢复到健康状态的能力。这种能力是身体免疫系统正常运作的一个重要标志，它体现了身体内部的一种自我调节和修复机制。

自愈力与免疫力之间存在着密切的联系，它们相互依存、共同协作，形成了人体防御外来侵害的一道防线。例如，当我们的皮肤不小心被划伤，24 小时之后，我们会观察到伤口边缘出现发炎现象，表现为发红、发肿。这是免疫细胞在与入侵的微生物进行"战斗"的结果。

与此同时，自愈力也开始在伤口边缘的皮肤表面"大显身手"。新生的细胞会从伤口边缘生长出来，并且逐渐形成一种柔软、粉红色的肉芽组织。

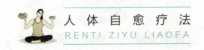

随着时间的推移，伤口上的痂会自然脱落，新的皮肤细胞会继续生长，使得皮肤变得更加厚实，最终伤口完全愈合，恢复到原来的健康状态。这个过程是免疫力与自愈力相互作用、共同协作的体现。

健康微课堂

免疫力不等于抵抗力

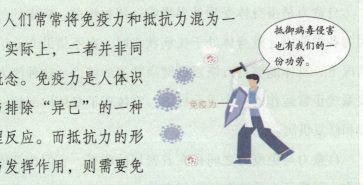

人们常常将免疫力和抵抗力混为一谈，实际上，二者并非同一概念。免疫力是人体识别与排除"异己"的一种生理反应。而抵抗力的形成与发挥作用，则需要免疫系统、神经系统、心血管系统、微循环系统、呼吸系统、消化系统、泌尿系统等多个系统的共同参与。换而言之，免疫力仅仅是身体抵抗力的一个组成部分。

怎样有效提升免疫力

免疫系统在维护身体健康方面扮演着至关重要的角色。为了保持免疫系统的健康，我们在日常生活中必须注重合理的膳食、适量的体育锻炼以及良好的生活习惯等。

🍄 均衡营养，合理膳食

人体免疫系统活力的维持主要依赖食物。任何一种营养素摄入不足或者过量，都会损害人体免疫系统。《中国居民膳食指南（2022）》就强调了食物多样性和合理搭配的重要性。

为了达到均衡营养、合理膳食的目标，我们要确保每日摄入足够的蛋白质，要多吃蔬菜和水果，还要适量摄入健康脂肪，这些对维持免疫系统的正常运作同样至关重要。

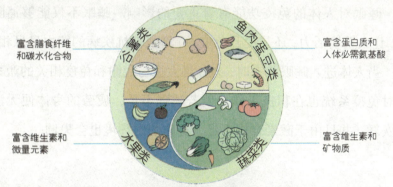

中国居民膳食平衡餐盘图

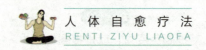

人体自愈疗法
RENTI ZIYU LIAOFA

适量运动，张弛有度

适度的运动是提高免疫力的有效方式。不仅如此，运动还能够对人体的神经系统、消化系统、运动系统等产生积极的改善作用。每天进行 30 ~ 45 分钟的运动，每周运动 5 次，持续 12 周之后，免疫细胞的数量将会增加，抵抗力也会相应增强。

选择适合自己的运动方式也很重要。有氧运动如快走、慢跑、游泳和骑自行车等，能够有效提高心肺功能，增强免疫力。柔韧性训练如瑜伽和太极，有助于放松身心，减少压力，从而间接增强免疫力。

当然，运动也要适度，过度运动反而会抑制免疫功能，增加感染风险。因此，建议根据个人的身体状况和健康水平，制订合理的运动计划。

按时作息，保证睡眠

睡眠对人体的免疫功能有着重要的影响。睡眠不仅能够消除疲劳，让人重焕活力，还与提升免疫力、增强抵抗疾病的能力息息相关。

当人体进入睡眠状态时，会分泌大量与代谢和免疫相关的激素，此时免疫系统也在积极工作。倘若睡眠不足，疲劳的身体便无法得到恢复，并且由于激素合成不足，身体的内环境也会失调。

情绪乐观，笑口常开

巨大的心理压力会使人体内抑制免疫系统的激素成分增多，进而压抑身体的免疫功能。临床统计表明，大部分的肿瘤都与长期紧绷的精神与低落的情绪有着直接或间接的关联。

戒烟戒酒，自律生活

长期吸烟、饮酒，人体会摄入其中的有害物质，而许多重要器官功能的降低都与过度摄入烟酒中的有害物质密切相关。若要让免疫力正常发挥作用，在日常生活中就应当少饮酒，不抽烟。

健康微课堂

吃苹果对提高免疫力有帮助

"一天一个苹果，医生远离我"，这也是有科学依据的。苹果营养价值较高，含有维生素A、维生素C、有机酸、膳食纤维等多种营养元素，能促进肠道蠕动。因此，吃苹果也有助于提高免疫力。

一天一个苹果，医生远离我！

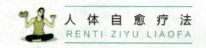

选对食物，激活免疫力

在追求健康的道路上，一个常被提及的问题便是："饮食能否提升免疫力？"事实上，没有单独哪一种食物是提升免疫力的"灵丹妙药"，也并非一餐或一日之功便能显著增强免疫力。关键在于，我们要坚持科学合理的膳食习惯。

如何吃才能激活免疫力

要激活免疫力，关键在于均衡饮食，确保摄入足够的营养素。以下是一些实用的饮食建议。

首先，要保持五谷类的基础地位。五谷类富含碳水化合物、膳食纤维和 B 族维生素，是能量的主要来源。全谷物如糙米、燕麦等可以为人体提供更多的营养。

其次，瓜菜类和水果类也要大量摄入。这些食物富含维生素、矿物质和抗氧化剂，有助于增强免疫力。

再次，要适量摄入橄榄油、坚果和鱼类中的健康脂肪，对免疫系统有益。它们有助于维持细胞膜的功能，促进营养物质的吸收。

最后，严格控制糖、盐和油的摄入。高糖、高盐和高脂肪的饮食会削弱免疫系统，增加患病风险。尽量减少加工食品的食用，选择天然、健康的食物。

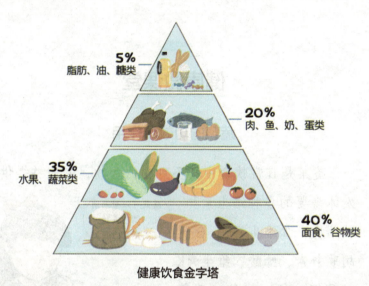

健康饮食金字塔

🍶 如何吃才能增强免疫力

在饮食均衡的基础之上，一些免疫力相对较弱的人，可以尝试从以下几个方面来改善自身的营养状况。

1. 摄入充足的优质蛋白质

蛋白质是维持机体免疫防御功能的物质基础，我们平日里不但要注重蛋白质的补充，更要确保摄入足够的优质蛋白质，像鸡蛋、豆类及其制品、鱼肉类、奶类都是很好的优质蛋白质来源。

2. 脂类以多不饱和脂肪酸为主

脂类具有调节免疫功能的作用，其中多不饱和脂肪酸与正常的

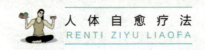
体液免疫密切相关。当多不饱和脂肪酸缺乏时，体液免疫反应就会下降。日常摄入植物油和鱼油，能够有效抑制自身免疫性疾病。

健康微课堂

蔬菜的功效和作用

蔬菜是日常饮食中必不可少的食物，它能够提供人体需要的多种维生素和矿物质，如维生素C、β-胡萝卜素、叶酸、维生素K以及钾、钙、镁等。蔬菜还能改善肠道功能，其纤维素能促进肠胃蠕动，有

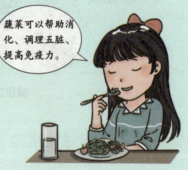

蔬菜可以帮助消化、调理五脏、提高免疫力。

益于肠道益生菌增殖。此外，深色蔬菜富含植物化学物，如多元酚、番茄红素等，对预防心脑血管疾病、糖尿病、骨质疏松症等慢性病有重要作用。因此，多吃蔬菜对维持人体健康和增强体质至关重要。

谁伤害了
我们的自愈力

　　环境污染与不良的生活习惯，就像两把锋利无比的剑，正在刺向我们的"自愈力"这道生命的防线。若要拥抱健康的生活，我们就得积极行动起来，抵御环境污染，摒弃不健康的生活习惯。

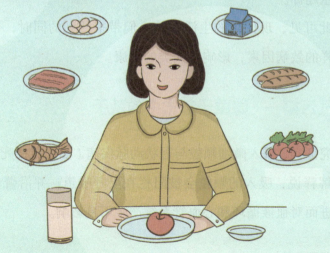

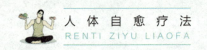
环境污染：威胁人体健康

当今社会各个方面的进步与发展，为人们的生活创造了诸多便利，但同时也带来了环境污染的问题。环境污染物在人体内积聚，致使自愈力下降，对人体健康形成威胁。

🗣 被水污染害苦的老百姓

据媒体报道，自 20 世纪 90 年代起，某市一个环境污染严重的村子里就有人腹泻不止，还有些人内脏出现了各种各样的不适症状。在村民的记忆里，村里的河水曾经清澈见底。然而，随着沿河众多工业项目的开动，河水逐渐变得又脏又臭，水质重度污染，各类致癌物严重超标。

由此可见，现代化的生活在给人们带来便利的同时，也带来了各种各样的致病因素，影响着人类的健康。

🗣 空气污染——隐藏于都市中的杀手

研究证实，吸入微细颗粒与冠状动脉疾病（如心肌梗死）有关。科学家解释说，吸入的颗粒会被阻拦在上呼吸道，并沿着气管进入肺泡，进而对血液循环和心血管系统产生不良影响。

各种无法被吸收或排出的有毒物质残留在人体内，随着时间的推移，体内的毒素就会越积越多，从而破坏人体的免疫能力和自愈能力，导致病变的发生。

健康微课堂

清洗鼻腔可有效去除污染物

在雾霾天里，除了戴N95口罩，我们还可以使用温盐水来清洗鼻腔：将2.25克的洗鼻剂（盐）加入250毫升的温开水中，然后把它放入洗鼻器用以清洁鼻腔。如此操作，不但能够杀菌，而且还可以洗去一部分残留在鼻腔中的污染物。

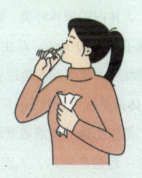

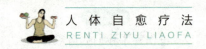

体液酸化：腐蚀人体自愈力

人的体液也有酸碱度。体液偏酸会对人的免疫系统产生影响，使人体免疫功能下降，更容易患上感冒及其他感染性疾病，并且会逐渐侵蚀人的自愈能力。究竟什么是"体液酸化"呢？

💬 体液也有酸碱值

人体内的液体环境，涵盖了组织液、血液及淋巴液等诸多成分，占据了体重的 70%，是生命活动不可或缺的载体。这些体液均具有酸碱性质，其酸碱度通过 pH 这一指标来精确衡量。当 pH 恰好为 7.0 时，体液呈现中性状态；超过 7.0，便偏向碱性；低于 7.0，则转为酸性。

健康个体的体液通常维持在弱碱性区间，即 pH 介于 7.35~7.45。在这一理想范围内，人们不仅精神饱满、活力四射，而且自愈能力也处于最佳状态，因为这样的环境能有效抑制有害病菌的生存。

相反，若体液偏向酸性，便如同为细菌繁殖铺设了温床，新陈代谢步伐放缓，进而削弱各脏器的功能，人体的自愈能力也随之下降。因此，维持体液的酸碱平衡，对于保障健康至关重要。

♨ 体液酸化害处多

首先，体液偏酸会影响循环系统，比如说使血液流动速度减慢，导致早期动脉硬化、血栓或心脑血管疾病发生。

其次，胃肠道酸性过强会引发便秘、慢性腹泻、四肢酸痛等问题，胃酸过多则会导致胃溃疡等疾病。

再次，如果体液偏酸，血液循环速率就会减慢。由于眼底的血管又细又长，血液流动缓慢时极易产生病变，从而引发眼底疾病。

还有，体液偏酸易引发痤疮、毛囊炎、脓肿等感染性皮肤病。此外，体液偏酸会导致黑色素及酸性产物在皮下淤积，就会出现色素斑、皮肤弹性差、肤色晦暗等情况。

♨ 养成好习惯，阻止体液酸化

要阻止体液"变酸"，最好的方法就是改变不良的生活习惯。

烟和酒都呈酸性，毫无节制地吸烟、酗酒会导致体液变酸，要戒除抽烟、酗酒等不良嗜好。

另外，现在有些人爱过"夜生活"，经常熬夜。但是熬夜会使体质酸化，夜里 11 点以后还不睡觉，会使人体毒素累积，所以应尽量避免熬夜。有些人还喜欢在熬夜时吃夜宵，这也是导致体液变酸的一个因素，因为晚上人体活动力低，消化系统处于休息状态，食物留在肠道中会产生毒素，使体液变酸，所以要少吃夜宵。

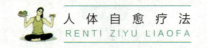

自由基肆虐：削弱自愈力

自由基就如同在体内四处游荡的"单身汉"。倘若一个社会男女比例失衡，就会引发混乱，自由基也是如此。当体内的"单身汉"数量过多时，"治安"也会被扰乱。

何为"自由基"

人体内原子组合的法则，就像人类社会的一夫一妻制。如果电子不成对，这个"单身"的电子就要去"相亲"，让自身变为稳定的元素。而自由基就是包含一个不成对电子的原子团。所以，自由基需要四处"抢亲"，去夺取其他物质的一个电子，从而让自己"婚姻"稳定。这种现象在化学中被称为"氧化"。

一旦自由基数量过多且活动失去控制，生命的正常秩序就会被破坏，自由基就会在体内"肆意妄为"。

自由基过量，导致疾病

自由基过量积累，可能导致多种疾病的发生，包括炎症、肿瘤、血液病，以及心脏、肝脏、肺部和皮肤等多方面的疾病。例如，克山病和范科尼贫血等疾病与人体清除自由基能力的下降有关；动脉粥样硬化和心肌缺血则与自由基的过量产生和清除能力下降相关；
而常见的炎症和药物中毒则主要与自由基的过量产生有关。由此可
见，自由基对人类的健康构成了重大威胁。

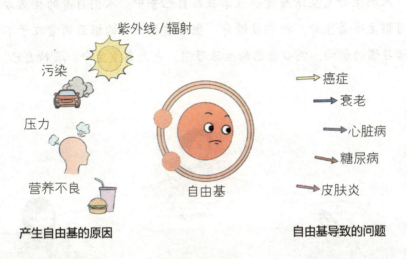

产生自由基的原因   自由基导致的问题

🍄 行动起来，限制"自由基"

那么，为了抑制自由基，我们应该采取哪些措施呢？

首先，日常生活中应尽量少吃零食，因为这些食品在加工过程
中往往添加了色素、防腐剂和香料等添加剂，会促使体内产生自由基。

其次，在选择果蔬时，应注意农药残留，因为农药会大量增加
自由基的产生。

戒烟同样至关重要。吸烟是目前产生自由基最快、最多的方式
之一，会增加患肺癌的风险，还会引发多种慢性疾病。

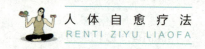
不良生活习惯：百病的元凶

　　人的生命与生活质量往往掌握在自己手中。人们自身的生活方式和习惯主宰着生命。被病魔缠身、生活质量低下的根源通常在于不良生活习惯的影响。关心自己的生活习惯，也是尊重生命、善待自己。

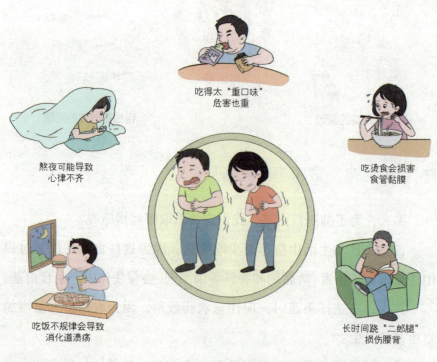

熬夜可能导致
心律不齐

吃得太"重口味"
危害也重

吃烫食会损害
食管黏膜

吃饭不规律会导致
消化道溃疡

长时间跷"二郎腿"
损伤腰背

不良生活习惯是百病元凶

🐢 消化性溃疡——吃饭不规律

不按时进餐会打乱胃肠道的正常节律，导致胃酸分泌异常。长时间空腹时，胃酸可能侵蚀胃黏膜，增加胃溃疡的风险；而暴饮暴食则使胃负担加重，促进胃酸分泌过多，易引发胃十二指肠溃疡。此外，辛辣刺激食物的摄入，也会进一步刺激胃黏膜，加重溃疡症状。因此，保持规律的饮食习惯，避免过度饥饿和暴饮暴食，对于预防和治疗消化性溃疡至关重要。

🐢 心律不齐——熬夜晚睡

持续熬夜并且高强度、长时间地工作，很容易引发心律不齐。即便白天有时间补觉，也难以恢复过来。

最为关键的是调整自身的生物钟。这种夜以继日的工作节奏就仿佛在原地倒时差，心脏难以适应，就会出现心律不齐的状况。

🐢 高血压——吃得太咸

高盐（钠）饮食是导致高血压和中风的重要因素，约50%的高血压以及33%的中风都与之相关。此外，这种饮食方式还可能引发胃癌、骨质疏松等多种疾病。

对于高血压患者而言，减少食盐摄入堪称最简单的降压方法。成人每日的食盐摄入量不应超过5克。除了家庭烹饪时使用的盐，

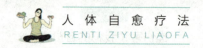
加工食品中所含的"隐形盐"也应格外重视。像挂面、薯片、薯条、豆制品等零食，其中的钠含量不容小觑，所以要适当少吃。

食管癌——烫食、趁热吃

我国属于食管癌的高发国家，许多地区的老百姓喜爱喝热茶、吃生滚粥。要知道，食管黏膜正常能够耐受的温度为 40～50℃，一旦超过这个范围，就极易出现损伤，诸如破损、溃烂等机械性的损伤。虽说黏膜上皮具备增生和修复的功能，受到损伤后会自行复原，可是长期反复的刺激会致使黏膜慢性受损，进而诱发癌变。

健康微课堂

戒掉"吃夜宵"的习惯对身体健康大有益处

人在睡前若是进食过多，那些未被消耗的热量就会转化为脂肪，在体内堆积起来，如此一来，体重就会"蹭蹭"往上涨，患肥胖症、糖尿病、心血管疾病等慢性疾病的风险也会大幅增加。

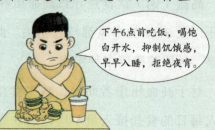

下午6点前吃饭，喝饱白开水，抑制饥饿感，早早入睡，拒绝夜宵。

滥用药物："是药三分毒"

吃药是为了治疗疾病，但是"是药三分毒"，无论是大人还是小孩，在使用药物时都不是越多越好，而应在医生的指导下合理、正确地用药，以免错误用药损害健康。

🗨 胡乱用药不可取

有相当一部分人对于药物的使用方法和药理知识缺乏足够的了解和认识。他们往往依赖于个人有限的经验，不经过专业医生的指导，就随意服用药物。

这种盲目的用药行为，不仅不能有效地治疗疾病，反而可能抑制身体的自愈能力，对身体造成额外的负担和伤害。而且，部分药物的副作用和潜在的毒性作用，会进一步削弱自愈力，导致身体的恢复能力下降。长此以往，这种不恰当的用药习惯会使得自愈力越来越差，甚至可能引发更严重的健康问题。

🗨 这三类药，不可常吃

第一类是激素类药物：长期使用此类药物可能会使体内激素水平紊乱，导致肥胖、骨质疏松等。

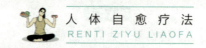

第二类是镇咳类药物：镇咳类药物中含有甘草酸成分，该成分容易导致缺钾、电解质紊乱，给身体增加负担。

第三类是止痛类药物：止痛药虽说止痛效果显著，但不适宜长期使用。它很容易对肝肾造成损伤。

家长切勿给孩子盲目用药

一项调查研究显示，国内每年大约有三万名儿童因为用药错误而导致耳聋。家长们在给孩子用药时，需要避免两个常见的误区。

一是，家长在面对孩子发热的情况时，切勿轻易使用退热药物。有些家长一旦发现孩子发热，就会变得非常焦虑，不加选择地给孩子使用药物。然而，这种做法不仅不能有效地缓解孩子的病情，反而有可能给孩子带来一些不良反应。

特别需要注意的是，某些药物中含有的成分对于那些携带耳聋基因的儿童来说，可能会极大地增加他们耳聋的风险。

二是，家长们还应该避免过度补充营养素。营养素属于保健药品的范畴，并不建议家长们盲目依赖。在给孩子补充营养素时，适量即可，切不可将其当作日常食物来给孩子食用。

Part 4

心灵力量，
调动自愈力

老话说："病由心起。"这是指人的心理发生变化、情绪起伏过大时，气滞血瘀，从而导致疾病滋生。当我们焦虑、愤怒，被压力重重包围的时候，是否也察觉到身体的一些小毛病开始接二连三地出现了呢？

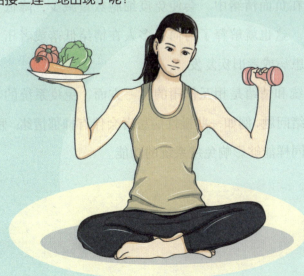

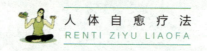

心态对自愈力有重大影响

头疼、感冒、胃痛，甚至皮肤问题，这些看似是身体不适，背后却可能暗藏着一个意想不到的真相——情绪居然与我们的免疫力与自愈力紧密相关。

坏情绪让免疫系统"很受伤"

当我们长期被压力、焦虑等负面情绪笼罩时，身体会释放出一种名为"皮质醇"的激素。这种激素在短期内对身体有益，能够帮助我们应对紧急状况，但是长期过量分泌，就会使免疫系统的功能遭到削弱。

长期陷在负面情绪中，会使免疫细胞数量减少，降低身体抵御疾病的能力。这也就解释了为何很多人在情绪低落或者压力过大的时候，容易患病或者旧疾复发。

免疫系统和情绪是相互作用的。一方面，免疫系统的功能失常可能引发情绪问题，例如一些慢性病患者会伴有抑郁情绪；另一方面，情绪的波动同样能够影响免疫系统的功能。

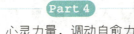

😊 坏情绪，其实是惩罚自己

　　我们常常忽视情绪对健康的影响，总觉得情绪波动无足轻重。其实并不是这样，负面情绪就像一把无形之锁，将我们的免疫力深深禁锢。例如，长期的焦虑与压力会致使体内炎症因子增多，从而引发诸如心血管疾病、糖尿病，甚至癌症等各类病症。

　　需要留意的是，情绪还会对肝肾产生影响。情绪波动剧烈容易损害肝脏，引发肝火，进而伤及肾阴。长期的情绪低落和压抑还可能导致肝气郁结，影响脾胃的正常功能，进而影响消化吸收，导致营养不良。

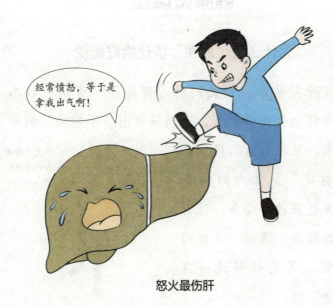

怒火最伤肝

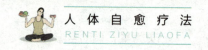
遇事儿别往心里搁

自然界的寒暑侵袭人体，伤害的是皮毛筋骨，而情绪对人的伤害则是直接伤及五脏，损害健康、降低免疫力。

所以，我们需要想办法将负面情绪发泄出来。我们可以通过视频或电话与家人、朋友保持联系，分享内心的感受。保持与外界的沟通，能够获得必要的支持和鼓励，给予他人积极主动的关怀与帮助，这有助于缓解负面情绪，并提升免疫力。

健康微课堂

为什么说"谢谢"能让病好得快

有研究显示，当我们的心理处于"否定"状态时，身体就会变得紧张，进而分泌出"不愉快"的肾上腺素。反之，若心理状态为"肯定"，体内的内啡肽、多巴胺就会增多，让身体更加健康。所以，在生病的时候，不妨试着说一声"谢谢"吧。

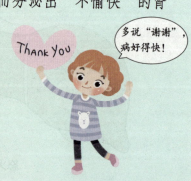

多说"谢谢"，病好得快！

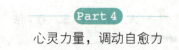

警惕不良情绪导致"内伤"

情绪不稳定竟然还会造成身体内伤？这是千真万确的。我们情绪的异常变化与身体内五脏六腑的健康状况可是存在着"联动"关系呢。那么，这到底是怎么一回事呢？

😊 情绪波动致内伤

中医常常提及"七情内伤论"。"七情"一般是指喜、怒、忧、思、悲、恐、惊这七种情绪状态。所谓"七情内伤"，便是由这些情绪的异常波动，致使脏腑精气功能紊乱。

引发"七情"出现异常变化的因素有：社会因素，像家庭变故、人际关系之类；病理因素，如五脏六腑气血不足，《黄帝内经》中提到的"心气虚则悲，实则笑不休"，意即心气亏虚时，人就容易心生悲伤情绪，而当心火过盛时，则会嬉笑不止；还有环境因素，诸如四时的交替、地域的变化同样会对人的情绪产生影响，古人所说的"伤春悲秋"，便是指人的情绪会受季节更迭的影响，现代临床发现，秋冬季节抑郁患者的发病率有所增加；此外还有个体差异，也就是现代医学极为关注的性格、年龄等因素。

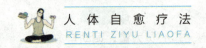
喜伤心：失眠健忘心不安

喜是一种象征着愉悦、积极、向上的情绪。中医理论认为"喜则气缓"，也就是说喜悦能够缓和紧张的情绪。当人喜悦时，气血的运行会加速，面色也会变得红润，这会让人感到心情舒畅，体内的气机调和顺畅。如此一来，人们在工作和学习时效率会更高，生活也会更加快乐舒心。

当我们处于高兴的状态时，往往会滔滔不绝，而且胃口大开。然而物极必反，如果喜悦过度就会伤害心脉，可能导致失眠健忘、心悸不安、倦怠无力等症状。"范进中举"就是一个因过度喜悦而伤及心脉、致使心气涣散的典型例子。

怒伤肝：目眩耳鸣乳胀痛

过度发怒会对身体健康造成严重损害，可能会导致情绪问题，如抑郁，同时也会引发一系列身体上的不适症状，比如面红耳赤、目眩耳鸣、乳房胀痛、口苦等。在极端情况下，过度愤怒甚至可能导致人昏迷不醒。在历史小说《三国演义》中，诸葛亮三气周瑜的故事就是一个典型的例子，周瑜因为反复被激怒，再加上他之前所受的旧伤复发，最终不幸离世。

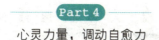

🧠 思伤脾：腹胀便溏运化难

思虑主要反映在脾脏上。在中医理念里，思则气结，过度思虑会使人食欲减退，感觉食而无味。由于脾具备统摄血液的功能，所以有些女性会因压力过大或者思虑过甚而导致经期紊乱。

除此之外，思虑过度还会引发情绪低落，思考和理解问题的能力下降，寡言少语，整天没精打采，唉声叹气，产生无助无望之感，出现失眠、头晕、胸闷、心悸、食欲减退等症状。

🧠 悲忧伤肺：胸闷气短没精神

悲忧，是人们在失去所爱、愿望落空时产生的情绪反应。过度悲痛会损耗肺气，正如我们每次大哭之后都会感到乏力，这便是肺气耗损的一种表现。

当人们因前途、爱情、命运无法把握而心生担忧伤感时，可能会出现胸闷气短、精神萎靡、面色苍白等症状。过度的悲伤忧愁会使人意志消沉、悲观厌世、回避社交、疲乏无力。因忧愁悲伤而哭泣过多则会造成声音嘶哑、呼吸急促，又因为肺主皮毛，所以还会让面部皱纹增多。《红楼梦》中的林黛玉便是由于过度悲忧，耗伤肺气，最终患上肺疾而香消玉殒。

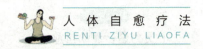

🧠 惊恐伤肾：腰酸尿频面色沉

恐惧与肾有着直接的关联。在现实生活里，我们常常会听到"被吓得尿裤子了"的说法，这正是因为当一个人极度恐惧时，其肾气就会耗散，肾的固摄功能也随之变弱，从而导致大小便失禁。肾为先天之本，经常熬夜、过度劳累、过度饮酒以及饮用浓茶等行为都会损害肾脏，进而出现面色暗沉、尿频、腰酸等症状。

健康微课堂

冥想能够改善各种各样的负面情绪与想法

分享一个简单的冥想练习：

1.找一个安静的地方坐下或躺下，让身体放松下来。

2.缓缓地吸入空气，感受腹部慢慢鼓起来的过程。

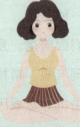

3.缓缓地呼出空气，感受腹部逐渐地收缩。

4.深度呼吸数分钟，直至身体和大脑都极为放松。

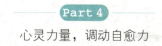

给精神减负，给自愈加码

情绪对健康的影响不容小觑。愉悦和快乐的心态能够激发身体的正面反应，对健康大有裨益；相反，忧愁和消极的情绪则可能产生不利影响，削弱人体的自愈力，诱发多种疾病。

😀 吵架伤身体

研究表明，一个人每天慢跑 8 公里并摄取多样化的营养食品，便可以保持身体健康。然而，与亲属或同事的一次争吵，就可能对他的生活质量产生数日的负面影响。面对吵架这种情况，选择默默忍受的女性，罹患心脏病、中风或者癌症的概率会增加 1 倍。而那些不愿忍气吞声、选择吵架的人，虽然将怒火发泄了出来，但与此同时，他们体内的肾上腺素、血压和心率都会升高。

吵架的时长往往也就几分钟，可就是这几分钟的变化，对一个 50 岁以上的人而言，患心脏病或者中风的可能性比平常要高出 5 倍。由此可见，一旦产生负面情绪，不管是忍气吞声还是爆发出来，都会对身体造成伤害。有时候，哪怕只是面带愠色，包括表现出急躁、烦恼、不悦等情绪，也会损害健康，因为负面情绪会使免疫力下降。

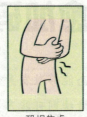
恐惧焦虑
引发腹痛

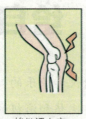
挨批评内疚
引发关节炎

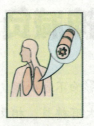
郁闷导致哮喘

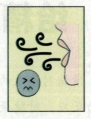
愤怒容易口臭

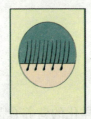
紧张致头皮发痒

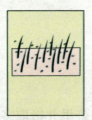
烦躁致头屑增多

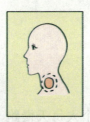
压抑致喉咙疼痛

矛盾致免疫低下

几种常见的负面情绪可能会导致的小毛病

🍄 摆脱苦闷，迎接健康

情绪对健康起着至关重要的作用，甚至可以说健康是三分靠治疗，七分靠心情。因此，有些心理学家认为情绪是"健康的寒暑表"。现代医学认为，良好的情绪能够让身体机能处于最优状态，促使免疫抗病系统发挥出最大效能，从而有效地抵御疾病的侵袭。

🍄 赶走不良情绪，停止内耗

为了拥有健康的体魄，提升自愈力，我们要努力"赶走"不良情绪、停止内耗。

首先，我们要学会接纳自身的不完美。这世上本就没有十全十美的人，既然如此，那就学着与不完美的自己达成和解。

其次，做自己能掌控之事。通常，导致人们产生内耗的原因在于事情的不可控性，那为何不去做自己能够掌控的事情呢？

最后，是消除负面情绪。当出现精神内耗的时候，要远离身边那些充满负面情绪的人和事。做一些适合放松身心的运动，像瑜伽、冥想、跑步等。专注于运动本身，也能够使自己的内心得到释放。

健康微课堂

为什么大笑疗法能够辅助治疗癌症

人在笑的时候，身体内和癌症斗争的自然杀伤细胞会增加。笑不仅能够提升免疫力，还可以促使特应性皮炎、风湿病、糖尿病、高血压等疾病慢慢好转。所以，无论是身体健健康康还是正在与病魔作斗争，都要多笑一笑。

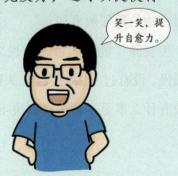

笑一笑，提升自愈力。

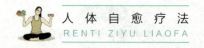
爱与美食能够治愈人心

人们对美食有着不懈追求。美食与爱能够激发大脑分泌多巴胺，进而增强自愈的能力。

🍵 美食——治愈生活的良药

屈原在《涉江》里写道："登昆仑兮食玉英，与天地兮同寿，与日月兮同光。"食物的功效竟能达到与天地、日月相提并论的境地。之后，不管是令白居易喜欢的"面脆油香新出炉"的胡麻饼，还是苏轼所钟爱的"雪沫乳花浮午盏，蓼茸蒿笋试春盘"，又或是深深刻在贾平凹记忆之中的榆钱，以及汪曾祺笔下令人难忘的高邮鸭蛋，它们皆各具风味，凭借着自身独一无二的魅力征服了众多食客，成为食客心中难以割舍的挚爱。怪不得有人讲："任何一种爱，都不及对食物的爱那般真切。"

美食除了能给人带来愉悦之感，还能够帮人消除忧愁。人生之路漫漫，没有过不去的坎儿。失败、失恋都是小事儿。正如人们所说："没有什么事是一顿美食解决不了的。"

🗨 分泌多巴胺的快乐食物

有一些食物，食用后能够促使身体分泌多巴胺。那多巴胺究竟是什么呢？简单来讲，它是让我们感到快乐的激素。多巴胺被称作"快乐因子"，属于一种神经传导物质，其作用是协助细胞传递脉冲，主要承担着大脑中兴奋以及开心等信息的传导任务。

在我们的日常生活里，存在不少自带多巴胺的食物。接下来，让我们一同揭晓 6 种自带多巴胺的食物，平时可以和家人一起吃，既能增添快乐，又非常美味。

香蕉除了有助于人的肠胃消化，还含有一种物质，这种物质能够让大脑产生羟色胺。羟色胺会促使人们的心情变得安定且愉悦，把人从抑郁的情绪中解救出来，甚至还能减轻疼痛，所以专家才把香蕉称为"快乐水果"。

巧克力能够有效地缓解低落的情绪，使人兴奋起来。当大家感到疲惫或者女性处于经期前的时候，建议吃点巧克力来振奋精神。另外，巧克力在集中注意力、增强记忆力以及提高智力方面都有着一定的作用。

鱼含有多种营养物质，尤其是深海鱼，富含 $\omega-3$ 脂肪酸，这种物质能够减轻人的抑郁状态和攻击性行为。而且鱼还富含维生素 B_6 和维生素 B_{13}，能够增加让人们心情变好的血清素和激素。

全麦面包富含碳水化合物，具有抗忧郁的功效，能够帮助人体吸收调节情绪的色氨酸。人体要是缺乏色氨酸的话，负面情绪就会

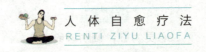
增加。

牛奶的含钙量很高，温热的牛奶能够起到使人镇静的作用，缓和紧张、暴躁的情绪，睡前喝牛奶有助于睡眠。

南瓜富含色氨酸和锌，食用后能够带来喜悦的心情，还可起到平衡血糖的作用，同时能减少冷漠和忧郁的情绪。

健康微课堂

警惕"情绪性进食"

　　虽然吃好吃的会让我们更开心，但是难过的时候也切莫"借吃消愁"，我们要警惕"情绪性进食"。"情绪性进食"是指那些并不是由于饥饿，而是为了缓解压力与苦闷而暴饮暴食的行为。因为"情绪性进食"可以短暂地给人带来心理上的快慰，所以，有些人会对此产生依赖，只要一有烦心事，就开始大吃大喝，这无异于"饮鸩止渴"。它不但会让我们在事后愧疚感加倍，而且还会给身体带来负担。

吃太多又该胖了，好罪恶哦……

简单易学的"快乐食谱"

人体里大约 90% 的血清素都是在肠道内生成的，肠道微生物体中的血清素浓度甚至比大脑中的还要高。如果想让自己变得快乐，除了适当地放松以及进行运动，也可以选择吃一顿"快乐餐"，很多食物都具有让情绪稳定、解除烦躁的作用。接下来，就给大家推荐几个简单的"快乐食谱"，赶紧跟着学起来吧！

🍄 中式"快乐食谱"

中医理论中强调了"药食同源"的重要性，认为食物和药物在本质上有着共同的来源，因此饮食在中国传统的养生观念中扮演着调理身体、维持健康的重要角色。通过合理搭配食材，运用恰当的烹饪方法，不仅可以满足味蕾的需求，还能达到预防疾病、增强体质的效果。因此，掌握一些烹饪技巧，制作出既美味又健康的佳肴，是一剂促进身心健康的"良药"。

莲子百合粥

莲子与百合都可以滋阴润肺、宁心安神、健脾和胃。对抑郁症

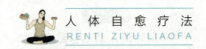

以及失眠的患者来说大有益处。

准备食材：

莲子、百合、龙眼肉、大米。

制作步骤：

❶ 将所有的材料清洗干净，一起倒入锅中。

❷ 一次性加入适量的清水，用大火烧开之后，小火慢炖，煮熟即可食用。

红枣鸡汤

红枣鸡汤具有健脾补气、养心安神、滋阴养血等作用。

准备食材：

鸡、红枣、莲子、生姜，葱、食盐少许。

制作步骤：

❶ 先将鸡去内脏、脂肪及尾部，洗净，沥干水后切块。

❷ 将红枣和莲子洗净。

❸ 起油锅先炒生姜，再放入鸡块，爆炒片刻后取出，再将红枣、莲子放入锅内。

❹ 加适量水，用大火煮开后改用小火炖 3 小时，放入葱花和食盐后即可食用。

玫瑰菊花粥

玫瑰菊花粥有理气解郁、疏肝健脾的作用。可以改善思虑过度、胸闷烦躁、食欲减退、疲劳乏力的情况。

准备食材：

玫瑰花、白菊花、糯米、粳米。

制作步骤：

❶ 食材洗净后一起放入锅内。

❷ 锅中加适量水，大火煮开后改小火煮至粥成。

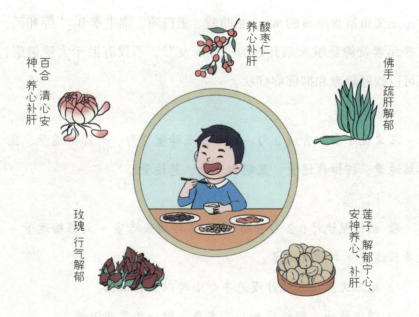

酸枣仁 养心补肝

佛手 疏肝解郁

百合 清心安神、养心补肝

玫瑰 行气解郁

莲子 解郁宁心、安神养心、补肝

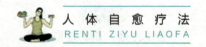
西式"快乐食谱"

西医认为，"地中海饮食"是对抗抑郁最有效的一种饮食方式。所谓"地中海饮食"，大致是指希腊、西班牙以及意大利南部等位于地中海沿岸的南欧各国以蔬菜水果、鱼类、五谷杂粮、豆类和橄榄油为主要食材的饮食风格。接下来的这几道美食，便是以"地中海饮食"模式为导向的食谱。

照烧三文鱼

三文鱼富含丰富的 ω-3 脂肪酸、蛋白质、维生素 B_{12}、钾和硒，这些元素就像是哄大脑开心的"好朋友"，不仅有助于大脑健康，还可以减轻焦虑和抑郁症症状。

准备食材：

三文鱼 1 条、酱油 2 勺、赤砂糖或蜂蜜 2 勺、大蒜粉适量、生姜丝适量、柠檬汁适量、黑胡椒适量、葱适量。

制作步骤：

① 制作照烧汁：2 勺酱油 +2 勺赤砂糖或蜂蜜 + 大蒜粉适量 + 生姜丝适量 + 柠檬汁适量。

② 把三文鱼用照烧汁浸泡半个小时以上再拿出。

③ 锅中放油，锅热后加入三文鱼，撒一些黑胡椒粉。

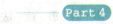

④ 三文鱼煎到两面变色，煎熟后取出。

⑤ 锅中加入剩余的照烧汁，大火收汁。

⑥ 把浓稠的照烧汁淋在三文鱼上，最后加入葱花装饰。

牛油果滑蛋酸面包

牛油果是一种营养价值极高的水果，它富含 ω–3 脂肪酸、维生素 B_{12} 和叶酸等多种对身体健康至关重要的营养成分。特别是对于大脑健康，这些成分发挥着至关重要的作用。ω–3 脂肪酸有助于保持神经细胞的灵活性，而维生素 B_{12} 和叶酸则对维持神经系统的正常功能至关重要。

牛油果不仅营养价值高，而且口感细腻，质地柔滑，非常适合与其他食材搭配。将牛油果与滑蛋搭配在一起，两者相得益彰，滑蛋的柔软口感与牛油果的细腻质地完美融合，使得每一口都充满了丰富的层次感。此外，酸面包的微酸口感能够有效地中和牛油果的油腻感，使得整道菜品不但营养丰富，而且口感更加清爽，令人回味无穷。

准备食材：

鸡蛋 1 个、牛油果 1 个、牛奶 2 勺、酸面包 2 片（可用其他面包代替）、黄油适量、盐适量、黑胡椒适量。

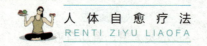
制作步骤：

❶ 打一个鸡蛋在碗中，加入牛奶（让滑蛋顺滑和有奶香味），加入适量盐和黑胡椒。

❷ 放一小块黄油在锅中，黄油融化之后加入打好的鸡蛋。

❸ 把鸡蛋炒散，大概两分钟，盛出备用。

❹ 把酸面包用小火两面煎脆，或用面包机加热变脆。

❺ 将面包装盘，牛油果切片铺在面包上，再加上煎好的滑蛋，即可食用。

健康微课堂

常见调味料的养生保健作用

在制作快乐美食的时候，一定少不了调味料。有一些我们常见的调料不仅可以为食物的美味锦上添花，还具有养生保健的作用。

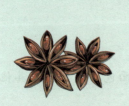
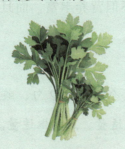
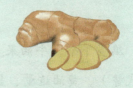

八角：健胃止吐　　　香菜：消食开胃　　　生姜：解毒止咳

调整饮食习惯，提升自愈力

　　饮食乃维持身体健康的重要因素之一。科学合理的饮食策略，犹如一把神奇的钥匙，为我们打开自我治愈、延缓衰老的大门，让青春的活力在身体内久久驻留。

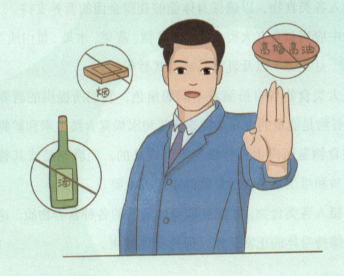

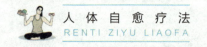

调整饮食习惯：
小改变，大不同

频繁生病可能是因为饮食习惯不符合身体需求。饮食不仅关乎满足口腹之欲，更与健康息息相关。合理调整饮食，确保摄入必需的营养素，可以增强身体的自愈能力，并预防疾病，塑造理想体形。接下来分享一些饮食调节的方法，帮助你吃出健康和活力。

🗨 均衡膳食

均衡膳食是饮食调节的核心所在。它强调的是在适量且平衡的基础上摄入各类食物，以确保身体能够获得全面的营养支持。

饮食中应当包含五大类食物，即谷物、蔬菜、水果、蛋白质类（包括肉、鱼、豆类等）以及乳制品或者其替代品。

这五大类食物各自扮演着不同的角色，它们所提供的营养素不尽相同。谷物是能量的主要来源，蔬菜和水果富含维生素和矿物质，蛋白质类食物是肌肉生长和修复不可或缺的，而乳制品或其替代品则提供钙质和维生素 D，对骨骼健康至关重要。

只有摄入各类食物，才能获取身体所需的各种营养物质。这样，我们才能维持身体的正常运作，保持身体健康。

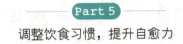

🫛 多吃蔬果，少吃加工食品

　　蔬菜和水果在膳食结构中占据着举足轻重的地位，它们富含丰富的膳食纤维、多种维生素及矿物质，是维持身体健康不可或缺的元素。

　　增加蔬菜和水果的摄入量，不仅能有效提升饮食中的纤维含量，从而促进消化系统的顺畅运作，还能显著降低罹患慢性疾病的风险。

　　与此同时，我们应尽量减少加工食品的摄入，因为这类食品往往含有高盐、高糖和高脂肪，长期食用会对健康造成较大影响。

🫛 热量摄入合理

　　合理地规划和安排热量的摄入对于保持健康的体重至关重要。一方面，如果一个人摄入的热量超过了身体所需，那么这可能会导致体重增加，进而引发肥胖问题，而肥胖又与多种健康问题紧密相关，比如心脏病、糖尿病以及关节问题等。另一方面，如果热量摄入不足，那么可能会导致营养不良，身体无法获取足够的能量来维持日常活动，这可能会引起疲劳、免疫力下降以及其他健康问题。因此，平衡饮食，确保热量摄入与消耗之间的平衡，是维持合理体重和身体健康的关键。

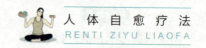

🍄 控制盐和糖的摄入

过量摄入盐分和糖分可能会显著提高人们患上高血压、糖尿病等慢性疾病的风险。为了有效控制盐分的摄入量，建议人们减少食用那些含有高盐分的调味品以及各种加工食品，更多地选择新鲜的食材来制作食物；与此同时，为了控制糖分的摄入量，人们应当尽量减少进食甜食、糖果、饮料。

🍄 合理安排饮食结构

在我们日常生活中，除了要注重食物的种类和数量的合理安排，对饮食结构的合理规划也是至关重要的。我们可以通过借鉴吃食堂的方式，将各类食物进行巧妙的"搭配"，从而实现营养均衡的饮食。通过这种方式，我们可以享受到各种美味的菜肴，同时也能确保我们的身体获得所需的营养成分。

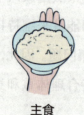
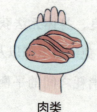
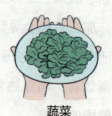

主食
松松地装平一个
巴掌大的碗

肉类
堆起来正好手掌
大小

蔬菜
盛满两个手掌
大的盘子的量

各类食物每餐摄入量图示

不管工作和学习有多忙，都要按时、按量好好吃饭。许多人的用餐时间毫无规律，时而饥肠辘辘，时而暴饮暴食，而且对食物摄入量缺乏明确概念。

我们应当合理安排三餐时间，每两餐之间间隔 4～5 个小时，如此一来，身体才有足够的时间进行消化和吸收。遵循"早吃好，中吃饱，晚吃少"的原则：早餐要注重优质蛋白质的补充，这能为一天的生活和工作打下坚实的基础；中餐得吃饱，保证摄入充足的热量和营养；晚餐则要根据个人的情况灵活调整，特别是运动量小或者消化不良的人，更应该选择低脂、容易消化的食物。另外，尽量把晚餐时间提前到晚上 7 点之前也是有好处的，这样能给肠胃留出充裕的消化时间。晚餐之后不宜立刻躺下或者做剧烈运动，可以适当地散散步，有助于消化。

多喝水

保持充足的水分摄入对于身体健康来说是极为关键的。水在维持身体水平衡方面发挥着重要作用，它能够有效促进新陈代谢，助力消化过程，并且有助于排出体内的废物。我们应该养成勤喝水的好习惯，而不是仅仅在感到口渴时才去喝水。

个体饮食习惯

每个人的身体状况、生活方式以及饮食偏好都存在差异，所

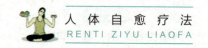
以个性化的饮食习惯与调整至关重要。不同人群可以依据自身的需求和喜好，制订出适合自己的饮食方案，养成健康的饮食习惯，并且随着年龄以及生活阶段的变化进行适当的调整。

例如，有些人食量较小，像"小鸟胃"一样吃不了太多东西，这类人便可以遵循"少食多营养"的理念。在这种理念下，通过巧妙搭配各类食材，"每样都吃一口"，保证摄入营养的多元化。

健康微课堂

选择低脂、低糖的健康零食

如果在减脂期想吃"零嘴儿"，我们可以选择以下几种低脂、低糖的健康零食。

海苔：低热量低脂肪，富含蛋白质和海藻多糖。

全麦饼干：低脂低糖，富含膳食纤维和复合碳水化合物。

牛肉干：能够补脾胃、强筋骨、补益气血。

蓝莓干：它不但富含维生素C和膳食纤维，而且几乎不含脂肪和胆固醇，热量也相对较低。

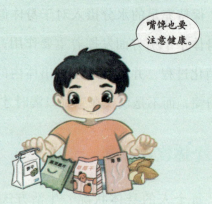

嘴馋也要注意健康。

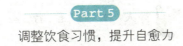

饮食可激发全身的自愈力

在最近的几年里，我们注意到越来越多的资料开始探讨饮食与人体自愈能力之间的关系。事实上，饮食确实是能够激发和增强人体自愈力的一个重要因素。除了为我们的身体提供必要的能量，某些特定的食物还被广泛认为具有一定的治愈效果。这些食物能够唤醒和激活我们内在的自愈机制，帮助我们摆脱身体的不适和精神上的萎靡不振。这些具有治愈性质的食物种类非常丰富，它们各自含有不同的营养成分和生物活性物质，而这些成分和物质对于人体的健康恢复起到了积极的促进作用。它们能够有效地促进身体的自然愈合能力，帮助我们更好地应对各种健康挑战。

🐟 鱼：缓解抑郁心情

ω-3 脂肪酸能够有效减轻抑郁症状，对于那些希望改善情绪和精神状态的人来说，日常生活中增加 ω-3 脂肪酸的摄入量是一个明智的选择。富含 ω-3 脂肪酸的食物种类繁多，其中鱼类是最为人们所熟知的来源，包括鲑鱼、青鱼、樱花钩吻鲑等，这些鱼不但含有丰富的 ω-3 脂肪酸，而且美味可口。经常食用这些鱼，人们就会感觉到心情变得明朗轻松许多，仿佛生活中的一些烦恼和压力都得到了缓解。除了鱼类，还有一些其他的食物可以作为补充 ω-3 脂肪

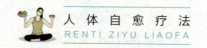

酸的选择，例如南瓜子等植物性食品。

🍶 酸奶、鸡蛋：焕发精神

当身体没有任何异常状况，却总是打不起精神，无法集中精力工作的时候，适当摄取蛋白质是个很不错的选择。

研究显示，在消化过程中，蛋白质被分解成氨基酸，进而促进神经传输物质的活动，让我们恢复精神。具体而言，可以食用一些高蛋白、低脂肪的食物，比如酸奶或者蛋类。

🍵 薄荷茶：提神醒脑

对于那些忙碌的"上班族"来说，随身携带一瓶薄荷茶是一个非常明智的选择。薄荷茶散发出的清香，以及它所具有的强烈刺激性味道，不仅能够帮助我们在长时间的工作中保持清醒，还能够有效地集中我们的注意力。

当我们在工作中感到疲倦或精神不振时，喝上一口清凉的薄荷茶，可以提振精神，让我们重新找回工作的动力和专注力。因此，薄荷茶对于需要长时间保持精神集中的上班族来说，无疑是一种天然且有效的提神饮品。

芹菜：释放压力

精神压力堪称万病之源，若想保持身心健康，就应当尽力减轻精神压力。芹菜中的钙元素有助于解压，无论是生吃芹菜，还是以鱼肉搭配芹菜进行炒制，都有助于净化血液、稳定神经。

牛奶、洋葱皮：安稳入睡

在那些思绪纷乱、心情烦躁、难以平静下来以至于无法顺利进入睡眠状态的夜晚，你可以尝试在睡前饮用一杯温牛奶，或者选择熬煮一些洋葱皮水来饮用。牛奶中含有一种名为色氨酸的氨基酸，它能够帮助身体放松，促进睡眠激素——褪黑素的分泌，有助于改善睡眠质量。而熬煮洋葱皮水则是因为洋葱皮中含有的抗氧化物质，如黄酮类化合物，这些成分有助于缓解压力，减轻焦虑，同样可以起到辅助睡眠的作用。

蜂蜜：消散头痛

当人们感到疲劳、紧张，长期承受精神压力时，就会出现头痛症状。此外，感冒、血液循环不畅，或者患有神经痛、牙痛时，也会伴有头痛现象。

在这种情况下，蜂蜜可作为一种能够减轻头痛症状的食物来食用。蜂蜜对各类头痛都颇为有效，头痛时吃一勺蜂蜜，30分钟后就

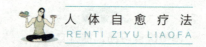
可能会惊喜地发现头痛消失了。不过这只是暂时的缓解，如果想要根治头痛，可以将苦艾和当归按照1:1的比例放入蜂蜜中，制成高浓度的混合液，每天用小型白酒杯饮用一两杯，最终能够从根本上改善日常头痛的症状。

🍵 咖啡：治愈烦躁

你是否有过这样的经历：在与同事发生口角之后，为了让自己平静下来，会习惯性地买一杯热咖啡来喝。喝一口热咖啡，然后长长地叹一口气，仿佛要让所有的不愉快和烦躁都随着叹息声消散在空中，之后便感觉好多了。

咖啡中含有的咖啡因等确实是让人精神兴奋的成分，但最重要的是我们喝咖啡时的反应和感受。如果觉得喝咖啡有助于平复心情，那就可以适当地喝一点。

🍵 芝麻盐茶：缓解生理痛

女性朋友如果想减轻生理痛，可以吃一些有助于促进血液循环的食物，或者通过按摩、适度运动来使下腹部保暖。芝麻盐茶就是一种能够缓解痛经的食物。其具体做法是：在浓绿茶里加入一勺芝麻盐（芝麻盐应为细微颗粒状），搅拌均匀后，在月经预计到来日前2～3天开始饮用，每天喝5～6杯即可。

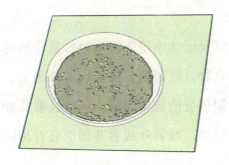

1. 补充营养：富含蛋白质、维生素、钙、铁、镁等营养物质。

2. 润肠通便：含有大量的油脂，可缓解便秘。

3. 改善贫血：芝麻盐富含铁元素，适量食用益气养血。

看似不起眼的芝麻盐也是促进自愈的"宝藏"

🫛 生姜汁、干柿子：疗愈感冒

生姜汁是有效应对感冒的食物，我们可以先用削刨器把生姜削成片状，再用蜂蜜浸泡，之后每次用开水冲开当作生姜茶饮用。另外，用开水浸泡干柿子，饮用浸泡后的水并食用柿子，对治疗感冒也很有效。

🫛 决明子茶：缓解视疲劳

当眼睛过度疲劳而难以睁开时，最好的办法是闭上眼睛，让自己暂时进入冥想状态。如果因为繁忙的事务而无法消除疲劳，不妨养成饮用香气四溢的决明子茶的习惯。决明子所含的大黄素等成分在帮助我们缓解疲劳的同时，还能够恢复视力。

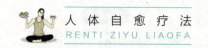

红薯：助力肠道自愈

持续的精神压力、过度疲劳以及运动不足等因素很容易导致便秘。蒸红薯是能有效治疗便秘的食物。红薯的黏液能够清理肠道，红薯皮所含的矿物质能够有效抑制糖分的异常发酵，所以红薯蒸好之后不剥皮直接食用效果更佳。另外，红薯叶或者茎部也有着相同的疗效。

健康微课堂

白砂糖是有效的止嗝良品

打嗝虽算不上什么大问题，可有时却着实令人尴尬又难受。其实，白砂糖是一种非常有效的止嗝良品。中医认为，白砂糖有着宽中缓急、调和胃气的功效。当我们频繁打嗝时，食用1～2勺白砂糖，能快速舒缓打嗝症状，使得胃气恢复平稳，进而止住打嗝。下次打嗝的时候，不妨试试这个方法。

> 可以把一勺白砂糖压在舌头下面，静静等它化开，打嗝就消失了。

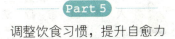

"超级食物"，激活自愈力

所谓"超级食物"，是一些对健康有着多种益处且营养含量远超普通食物的食材。下面就为大家介绍 8 种超级食物，让我们积极地把它们融入日常饮食当中，培养健康、科学的饮食习惯。

🍓 浆果莓果

浆果莓果是一类色彩斑斓、口感多样的水果，像草莓、蓝莓、覆盆子、黑莓等都属于此类。

浆果莓果的功效作用：

1 抗氧化和延缓衰老：浆果莓果富含维生素 C、维生素 E 以及花青素等抗氧化成分，这些成分能够中和自由基，削减细胞的氧化损伤，从而延缓皮肤的衰老，让肌肤保持弹性与光泽。那些长期适量食用浆果莓果的人，皮肤大多更加光滑细腻，皱纹和色斑出现的时间也相对更晚。

2 改善视力：浆果莓果里含有的类黄酮和花青素等成分，对眼睛有着保护功效，有助于预防黄斑变性等眼部疾病，进而改善视力。

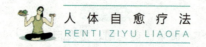

🐟 鱼类

鱼类是人类饮食中不可或缺的重要组成部分，其种类丰富多样，像鳕鱼、鲫鱼、鲤鱼等都较为常见。鱼类不但味道鲜美，而且富含多种营养素，是优质蛋白质的来源。

鱼类的功效作用：

❶ 促进大脑发育和保护神经系统：鱼类中含有的DHA（二十二碳六烯酸）是大脑和视网膜的关键组成成分。DHA有助于提升智力、增强记忆力，还能预防阿尔茨海默病（老年痴呆）等神经系统疾病。

儿童若在成长时期经常食用富含DHA的鱼类，在学习和认知能力方面往往会有更出色的表现。

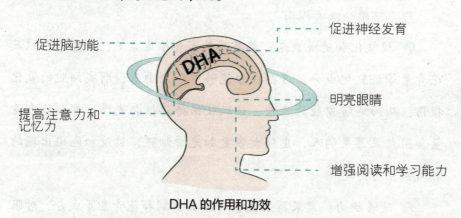

促进脑功能

促进神经发育

明亮眼睛

提高注意力和记忆力

增强阅读和学习能力

DHA 的作用和功效

❷ 增强免疫力：鱼类富含优质蛋白质以及各类营养成分，这些营养物质有助于增强身体的抵抗力，从而使免疫系统能够更加有效

地抵御外界病原体的侵袭。

❸ 改善视力：鱼类含有维生素 A 等对眼睛有益的营养物质，这些营养成分有助于眼睛的发育和保护，能够有效预防夜盲症和其他眼部疾病。

❹ 辅助减肥：鱼类的蛋白质含量较高，脂肪含量相对较低，并且富含不饱和脂肪酸。这种营养构成能够给人带来饱腹感，同时热量相对较低，有助于减肥。

🍄 绿叶蔬菜

绿叶蔬菜是我们日常饮食中不可或缺的组成部分，像菠菜、生菜、小白菜、油菜等都十分常见。

绿叶蔬菜的功效作用：

❶ 预防心血管疾病：绿叶蔬菜中的膳食纤维有助于降低胆固醇水平，而其中所含的钾元素则有助于调节血压，二者共同作用，能够降低心血管疾病的发病风险。

❷ 增强免疫力：绿叶蔬菜中富含大量的维生素和矿物质，这些营养物质能够增强身体的抵抗力，从而使身体可以更好地抵御疾病的侵袭。

❸ 护眼明目：绿叶蔬菜中的类胡萝卜素等成分对眼睛的视网膜

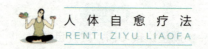

具有保护作用，这有助于预防黄斑病变和夜盲症。

混合坚果

混合坚果一般包含杏仁、腰果、核桃、巴旦木、夏威夷果、榛子等多种坚果，是备受人们青睐的健康食品。

混合坚果的功效作用：

❶ 保护心血管：它能够降低心脏病和中风的发病风险，改善血脂状况，减少动脉粥样硬化的发生概率。那些长期适量食用混合坚果的人，心血管疾病的发病率往往相对较低。

❷ 健脑益智：混合坚果富含不饱和脂肪酸、维生素和矿物质，这些营养成分对大脑的发育和功能大有裨益，有助于提升人们的记忆力和注意力。

橄榄油

橄榄油是一种广受推崇的健康食用油，营养价值较高，且是保护心脑血管的"好帮手"。

橄榄油的功效作用：

❶ 保护心血管：橄榄油有助于降低患心脏病、中风和高血压的

风险，减少动脉粥样硬化的发生。地中海地区的居民经常食用橄榄油，其心血管疾病的发病率相对较低。

❷ 抗氧化与抗炎：橄榄油含有的抗氧化成分和多酚类化合物能够中和自由基，减轻炎症反应，对预防慢性疾病的发生大有裨益。

❸ 改善消化系统：橄榄油有助于促进胆汁分泌，从而改善消化功能，还能缓解便秘等问题。

❹ 预防癌症：一些研究显示，橄榄油中的成分可能具备一定的抗癌作用，特别是针对某些消化道癌症。

🍄 全谷物

全谷物是指那些完整的，或者经过碾碎、破碎、压片处理的谷物，其完整地保留了谷粒的胚乳、胚芽和麸皮。常见的全谷物有糙米、全麦、燕麦、荞麦、玉米等。

全谷物的功效作用：

❶ 改善血糖控制：全谷物能缓慢释放葡萄糖，这有助于稳定血糖水平，对糖尿病患者十分有益。

❷ 降低患某些癌症的风险：例如结肠癌、胃癌等。这或许与全谷物富含膳食纤维，以及植物化学物质具有抗氧化特性密切相关。

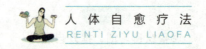
🍄 十字花科蔬菜

十字花科蔬菜是一类富含营养且有益于健康的蔬菜，西蓝花、花椰菜、白菜、甘蓝、芥菜、萝卜等都属于十字花科蔬菜。

十字花科蔬菜的功效作用：

❶ 抗癌作用：十字花科蔬菜所含的化合物有助于预防多种癌症，像乳腺癌、结肠癌、肺癌等。经常食用西蓝花的人群，患上某些癌症的风险可能会相对较低。

❷ 抗氧化和抗炎：它有助于减轻自由基对细胞的损害，降低炎症反应，进而保护身体免受慢性疾病的侵扰。

❸ 保护眼睛：其中的维生素 C 和其他抗氧化物质对眼睛健康大有裨益，可能有助于预防黄斑变性等眼部疾病。

🍄 豆类

豆类是营养十分丰富的食物，如黑豆、红豆、绿豆、黄豆、蚕豆等都属于豆类。

豆类的功效作用：

❶ 缓解更年期症状：大豆里含有的异黄酮能够在一定程度上减轻女性更年期的不适症状，例如潮热、出汗之类的情况。

❷ 预防癌症：有一些研究显示，豆类所含的成分或许具备预防癌症的功效，特别是针对乳腺癌、前列腺癌等癌症效果更明显。

健康微课堂

吃得干净，吃得健康

不少健身博主建议我们要"吃得干净"。所谓干净饮食，就是选取天然食物以及仅经过少量加工的食物。

1.烹饪方式尽量无油:多采用快炒、清炖、清蒸、白灼之类的烹饪方法。

坚持一段时间干净饮食，皮肤都变好了!

2.只吃新鲜的食物:新鲜的果蔬、鸡蛋和牛奶，能够减轻身体的负担。

3.吃看得见原材料的食物。

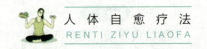

不同体质的饮食调养之道

有些人一年到头都健健康康的，而有些人却动不动就生病；有些人喝口水都怕长胖，可有些人却在为自己太过消瘦而烦恼……实际上，这都是人与人之间体质存在差异的缘故。而且，饮食调理和体质健康之间有着紧密的联系。只有选择适合自己的食疗养生法，才能够唤醒自愈能力，将身体调整到最佳状态。

🍄 "体质"是怎样形成的

体质，是人体秉承先天遗传，同时受后天诸多因素影响而形成的一种状态，这种特性、状态与自然、社会环境相适应。不过，人的体质会随着个体的成长、发育、衰老过程以及环境因素的影响而不断发生变化。在中医学里，将体质分为平和、气虚、阳虚、阴虚、痰湿、湿热、血瘀、气郁、特禀这九种不同类型，而不同的体质也有不同的饮食调养方法。

🍄 平和质

阴阳气血调和之人，体态适中，面色红润且精力充沛。平和体质者男性多于女性，并且年龄越大，拥有这种体质的人越少。

饮食调养指导：

饮食应避免过饱或过饥，也要避免过凉或过热。要多食用五谷杂粮、蔬菜瓜果，减少过于辛辣和油腻食物的摄取。

气虚质

语音低微且虚弱，气息短促，懒于言语，极易感到疲乏，精神萎靡不振，还容易出汗，舌头呈现淡红色，舌边伴有齿痕，脉象虚弱。

饮食调养指导：

应多食用具有益气健脾功效的食物，如黄豆、白扁豆、香菇、大枣、桂圆、蜂蜜等。倘若经常出现自汗、易患感冒的情况，可以服用玉屏风散来进行预防。平日里还可按摩足三里穴。

药膳推荐：

❶ 黄芪童子鸡：选取 1 只童子鸡，再取 9 克生黄芪，将它们一同煎煮，直至童子鸡煮熟后便可食用。这道菜具有益气补虚的作用。

❷ 山药粥：准备 30 克山药和 180 克粳米，加入适量清水煮粥，煮熟即可。此粥具有补中益气、益肺固精以及强身健体的功效。

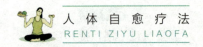

🍄 阳虚质

平素畏寒怕冷，手足常常不温，喜好热饮热食，精神萎靡不振。舌头呈现淡胖且娇嫩的状态，脉象沉迟。

饮食调养指导：

可多食用甘温益气的食物，诸如牛羊肉，葱类、姜、蒜、花椒、韭菜、辣椒、胡椒等。要少吃生冷寒凉的食物，像黄瓜、藕、梨、西瓜之类的。

药膳推荐：

当归生姜羊肉汤：取当归 20 克、生姜 30 克、羊肉 500 克，将其小火慢炖直至熟烂即可。此汤具有温中补血、祛寒止痛的功效，特别适宜冬季食用。

🍄 阴虚质

手足心有热感，口中干燥，咽喉干渴，鼻子微微发干，喜好冷饮，大便干结，舌头呈现红色且津液较少，脉象为细数之象。

饮食调养指导：

应多食用甘凉滋润的食物，像绿豆、冬瓜、芝麻、百合等都是不错的选择。要少吃诸如羊肉、葱、姜、蒜、韭菜、辣椒这类性温且燥烈的食物。

药膳推荐：

蜂蜜蒸百合：取百合 120 克，与 30 克蜂蜜均匀搅拌，然后蒸煮至百合熟透变软。此药膳具有补肺、润燥、清热的功效，适用于肺热烦闷或者燥热咳嗽、咽喉干痛等症状。

痰湿质

面部皮肤油脂分泌旺盛，常常多汗且汗液黏腻，胸部有闷胀之感，痰液较多，口中也感觉黏腻或者发甜。这类人群偏爱食用肥腻、甘甜、黏糯的食物，舌苔厚腻，脉象滑利。

饮食调养指导：

饮食应以清淡为主，可多食用葱、蒜、海藻、海带、冬瓜、萝卜、金橘、芥末等食物，减少甜、黏、油腻食物的摄入。

药膳推荐：

❶ 山药冬瓜汤：准备山药 50 克、冬瓜 150 克，先加水用大火将其煮沸，然后转小火慢煲 30 分钟，之后即可食用，此汤具有健脾、益气、利湿的功效。

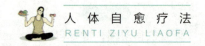

❷ 赤豆鲤鱼汤：选用活鲤鱼 800 克、赤豆 50 克、陈皮 10 克、辣椒 6 克、草豆蔻 6 克，将这些食材处理好后放炖锅加水炖熟即可。该汤能够健脾除湿化痰，适用于痰湿体质者，症见身体疲乏、食欲减退、腹胀腹泻、胸闷眩晕等。

🦠 湿热质

面部油垢较多，容易长出痤疮，口中发苦且感觉口干，身体沉重而困倦。大便或黏滞不易排出，或干燥硬结；小便短且发黄。男性阴囊容易出现潮湿现象，女性则容易出现带下增多的情况。舌质较为偏红，舌苔黄腻。

饮食调养指导：

饮食应以清淡为主，可多食用甘寒、甘平之类的食物，像绿豆，其清热解毒、消暑利水；空心菜，富含多种营养物质，有清热凉血等功效；苋菜能清热利窍；芹菜可清热平肝；黄瓜清爽可口，有清热利水等作用；冬瓜利水消肿，清热祛暑；藕，生食清热生津，熟食补益脾胃；西瓜清热解暑、生津止渴等。应少吃辛温助热的食物，同时要戒除烟酒，避免熬夜和过度劳累。

药膳推荐：

❶ 泥鳅炖豆腐：选取 500 克泥鳅煮至半熟后，加入 250 克豆腐，

继续炖煮直至熟烂即可，这道菜具有清利湿热的功效。

❷ 绿豆藕：将50克绿豆与100克莲藕一同炖煮至熟透便可食用，食用后可达到明目止渴的效果。

🍄 血瘀质

肤色晦暗，伴有色素沉着，且容易出现瘀斑；口唇颜色黯淡，舌头黯淡或者存在瘀点，舌下络脉呈现紫黯色或者增粗，脉象涩滞。

饮食调养指导：

可以多食用黑豆、海藻、海带、紫菜、萝卜、柚子、山楂、醋等食物，这些食物具有活血、散结、行气、疏肝解郁的功效。同时，要保证充足的睡眠。

药膳推荐：

山楂红糖汤：取山楂10枚，用沸水煮20分钟后，调入红糖食用。该汤具有活血散瘀的功效。

🍄 气郁质

神情抑郁，情感脆弱，烦闷不乐，舌呈淡红色，苔薄白。

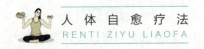
饮食调养指导：

可多食用葱、蒜、海带、海藻、萝卜、金橘、山楂等食物，这些食物具有行气、解郁、消食、醒神的功效。睡前应避免饮用茶、咖啡等提神醒脑的饮品。此外，要多参与集体性活动，解除自我封闭的状态。

药膳推荐：

橘皮粥：准备粳米100克，将其熬至快要成粥的时候，加入50克橘皮，再煮10分钟即可。此粥具有健胃化痰的作用。

🍄 特禀质

过敏体质者通常无特殊之处；而先天禀赋异常者可能存在畸形或者生理缺陷。

饮食调养指导：

应保持清淡，注重营养均衡，粗细粮搭配要适当，荤素搭配需合理。应少吃荞麦、蚕豆、白扁豆、牛肉、鹅肉、茄子等食物，同时要少喝浓茶。

药膳推荐：

固表粥：取乌梅15克、黄芪20克、当归12克，先加水用慢火煎成浓汁，再用此汁煮粳米100克成粥，最后加入冰糖，趁热食用。此粥具有扶正固表的功效。

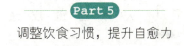

調整飲食習慣，提升自愈力

不可不知的中国居民膳食指南

在当今社会，关于"如何吃出营养"的文章和讨论已经变得非常普遍，面对如此众多的饮食建议和观点，我们常常会感到困惑，不知道应该遵循哪一种饮食规则才是最合适的。特别是对于拥有自己独特饮食习惯和口味偏好的"中国胃"，是否存在着一套适合我们自己的饮食标准呢？

🧠 适合"中国胃"的膳食宝典

为了找到这个问题的答案，我们可以参考《中国居民膳食指南（2022）》。这本指南是由专业的营养学家和健康专家根据中国的饮食文化和居民的饮食习惯制定的，它不仅提供了科学的饮食建议，还考虑到了中国人的生活方式和营养需求，因此，它是我们寻找适合"中国胃"的饮食标准的一个很好的参考。

《中国居民膳食指南（2022）》充分考虑了中国人的饮食习惯与营养需求，提炼出八条健康饮食的准则。这八条准则分别为：

其一，食物多样，合理搭配。

其二，吃动平衡，健康体重。

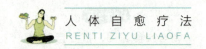

其三，多吃蔬果、奶类、全谷、大豆。

其四，适量吃鱼、禽、蛋、瘦肉。

其五，少盐少油，控糖限酒。

其六，规律进餐，足量饮水。

其七，会烹会选，会看标签。

其八，公筷分餐，杜绝浪费。

《中国居民膳食指南（2022）》着重强调了食物多样性和合理搭配的重要性，建议我们平均每天摄入超过 12 种食物，每周则要达到 25 种以上，以确保每日饮食中包含谷薯类、蔬菜水果、蛋奶鱼畜禽以及豆类等多种食物。

🗨 借助膳食宝塔，吃得科学又健康

在当今社会，越来越多的人开始热衷于追求健康的饮食方式，而《中国居民膳食指南（2022）》中所提出的"膳食宝塔"概念，无疑是帮助人们实现这一目标的实用法宝。它向我们清晰地传达了一个重要的信息，那就是健康的饮食习惯并非意味着极端的节食，也不是单纯地依赖于某一种或几种特定的食物，而是应该追求食物的多样化与均衡性。

通过遵循"膳食宝塔"的指导原则，我们可以轻松掌握每天应该摄入的食物的量以及种类，有效地实现科学的饮食结构，从而吃出健康、有活力的生活状态。

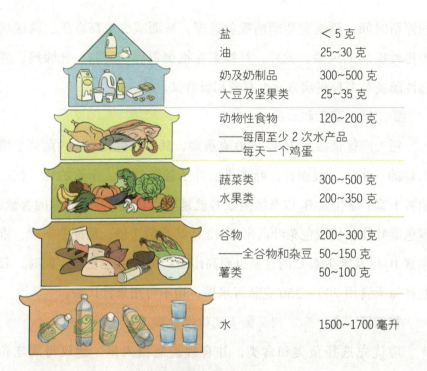

盐	＜5 克
油	25~30 克
奶及奶制品	300~500 克
大豆及坚果类	25~35 克
动物性食物	120~200 克
——每周至少 2 次水产品	
——每天一个鸡蛋	
蔬菜类	300~500 克
水果类	200~350 克
谷物	200~300 克
——全谷物和杂豆	50~150 克
薯类	50~100 克
水	1500~1700 毫升

中国居民"膳食宝塔"

🙂 宝塔含义知多少

除了水之外，膳食宝塔共分五层，涵盖了每日应摄入的主要食物种类。

第一层：谷类 ——"食物多样，谷类为主"。

建议每天摄入不少于 50 克的粗粮，这些食物富含不可溶性纤维素，有助于消化系统正常运转。它与可溶性纤维素协同作用，能够有效降低血液中低密度胆固醇和甘油三酯的浓度，延长食物在胃内

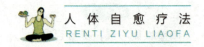

的停留时间，延缓葡萄糖的吸收速度，从而减少患高血压、糖尿病等慢性疾病的风险。此外，纤维素在抵御胃癌、肠癌、乳腺癌、溃疡性肠炎等多种疾病方面也有着积极意义。

第二层：蔬菜和水果。

每天应保证摄入 300～500 克蔬菜，其中深色蔬菜应占蔬菜总摄入量的一半。一般而言，叶菜类的叶子颜色越深，所含的钙、铁、胡萝卜素、维生素 B_2 以及维生素 C 就越丰富。尤其是钙和铁的含量，深色菜叶往往比浅色菜叶高出 1～2 倍甚至数十倍；而胡萝卜素、维生素 B_2 以及维生素 C 的含量也要高出 5～10 倍甚至更多。同时，要坚持每天食用 200～350 克新鲜水果，切不可用果汁代替。

第三层：鱼、禽、肉、蛋等动物性食物。

应优先选择鱼类和禽类，并合理控制摄入量。建议每周吃鱼280～525 克，畜禽肉 280～525 克，蛋类 280～350 克，平均每天摄入总量为 120～200 克。吃鸡蛋时不要扔掉蛋黄。

第四层：奶类和豆类食物。

奶类和豆类是补充蛋白质和钙质的优质来源。特别是奶类，建议每天至少摄入 300 克的液体奶。大豆及其制品，如黄豆、青豆、黑豆以及豆腐、豆浆等，也是日常饮食中必不可少的部分。

第五层：烹调油和食盐。

在烹饪时，应严格控制用油量和用盐量。建议每天做饭用油25～30 克，食盐不超过 5 克。世界卫生组织指出，钠元素水平过高的人容易患高血压，进而增加患心脏病和中风的风险。

🍵 多喝水，很重要

除了各类食物之外，"水"作为膳食宝塔的"地基"，占据了膳食的重要组成部分。水是一切生命活动不可或缺的物质，其需求量主要受年龄、身体活动量、环境温度等因素的影响。对于身体活动水平较低的成年人来说，每天应保证摄入 1500 ~ 1700 毫升（7 ~ 8 杯）的水。

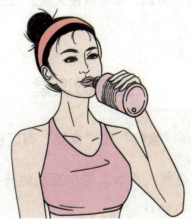

水是生命之源，是膳食的"地基"

喝水的益处不胜枚举。首先，多喝水有助于身体排出毒素。体内只有水分充足，才能确保血液的顺畅循环。水宛如身体的"燃油"，每个器官都需要大量水分来维持正常运作，并且将体内代谢产生的老旧废物与毒素排出体外。多喝水还能促进肠胃蠕动，从而有效防止便秘。

其次，水在调节体温方面也起着举足轻重的作用。人体体温之所以能够维持在相对恒定的范围内，水有着无可替代的功劳。特别

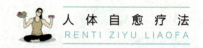

是在身体发热或者中暑等情况下，多喝水更是维持体温恒定的有效方法。

更为奇妙的是，水还能延缓皮肤的衰老进程，让肌肤散发出水润光泽。当水分充足时，皮肤表面的自然排汗系统会正常工作，将毛孔中的污垢随汗水一起排出，从而减少青春痘的发生概率。反之，如果长期处于慢性缺水状态，细胞就会因缺水而变得干枯粗糙，进而加速皱纹的出现。所以，水堪称最天然、最健康的皮肤保养品。

健康微课堂

"食物"和"食品"有区别

食品，是经人类加工制作而成的产物，有着各种各样的形态和口味，不管是香气四溢、热气腾腾的红烧肉，还是金黄酥

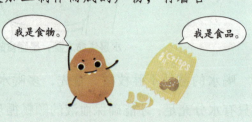

脆、可口诱人的炸酥肉，它们都是运用煎、炒、烹、炸等方式制作出来的。而食物更强调其纯天然的属性，像肉类、谷类、蔬菜类等，这些食物需要经过加工，才会转变为食品。

Part 6

中医帮助身体自愈的方法

中医最为显著的优点就在于它极为看重如何唤醒人体的自我修复能力。早在《黄帝内经》里，就倡导养生以预防疾病，还提倡医生"治未病"，意为在患病之前先进行调理，借助"人体大药房"的力量恢复健康。

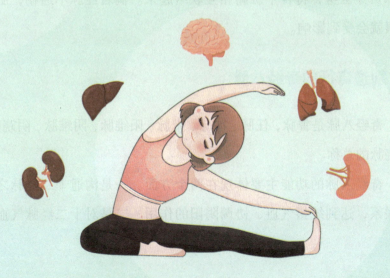

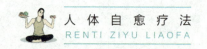

经脉顺畅，自愈力就强

人体经脉包括十二正经和奇经八脉，十二正经包括手三阴、三阳经和足三阴、三阳经，连接脏腑内外，沟通上下。奇经八脉包括督脉、任脉等，不直属脏腑，有蓄积渗灌十二经气血的作用。两者共同维持人体生命活动。

🌱 连通五脏六腑的十二正经

人体包含手太阴肺经、手厥阴心包经、手少阴心经、手阳明大肠经、手太阳小肠经、手少阳三焦经、足阳明胃经、足太阳膀胱经、足少阳胆经、足太阴脾经、足少阴肾经、足厥阴肝经等。这十二条经脉贯穿全身，将各个脏腑相互联络起来。倘若经脉不通畅，脏器健康就会受到影响。

🌱 别道奇行的奇经八脉

奇经八脉是督脉、任脉、冲脉、带脉、阳维脉、阴维脉、阴跷脉、阳跷脉的总称。

奇经八脉的功能主要体现在两个方面。一是沟通十二经脉之间的联系，达到统摄气血、协调阴阳的作用。二是对十二经脉气血有蓄积和渗灌的调节作用。当十二经脉及脏腑气血旺盛时，奇经八脉能加以蓄积；当人体功能活动需要时，奇经八脉又能渗灌供应。

经脉不通的症状

疼痛：一般中医认为，通则不痛，痛则不通。经络不通首先表现症状就是疼痛。

冷感：身体某些部位（尤其是手脚）发凉，是经脉不通、气血运行不畅的信号。

热感：身体某些部位出现低热、干燥或异常出汗，可能是经脉不通导致热气无法正常散发。

麻木感：经脉不通引发的疼痛进一步发展，会出现麻木症状。"麻"表示气不足，"木"表示血虚严重。

酸胀感：机体某个部位无端发酸或稍微运动即发酸，表明该部位经络不畅通，气血供应减缓，无法满足身体需求。

经脉疏通这样做

适当活动：每天进行适量的运动，如散步、瑜伽、太极拳或简单的体操等。这些活动可以促进气血运行，有助于疏通经脉。

按摩穴位：常见的按摩穴位包括足三里、合谷、内关等，这些穴位对于疏通经脉、缓解疲劳都有很好的效果。

拍打身体：沿着经络的走向拍打身体，可以促进气血流通，缓

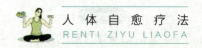
解肌肉紧张。拍打时，要力度适中，避免损伤皮肤和肌肉。

健康微课堂

经常不运动，经脉可能堵塞

常言道："生命在于运动。"假如我们一整天都坐着，很少运动，那么身体的各个部位得不到活动和舒展的机会，时间一长，经脉十有八九会堵塞。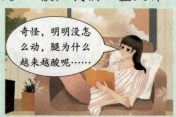

拉筋：筋长一寸，寿延十年

拉筋是一种简单易学的保健疗法。若是常常觉得腰颈酸痛，手脚麻木，身体爱出些小问题，从中医的角度来讲，这极有可能是因为"筋结"在作祟。每天只需花费几分钟来进行"拉筋"锻炼，就能让血脉得以畅通，病痛自然而然就会消失。

🗨 常见的拉筋方法

筋结就像是水沟底部堆积了大量"垃圾"，导致水流不畅。只有把这些深藏的"垃圾"清除掉，才能够唤起自愈能力。所以，不妨尝试一下拉筋疗法，这对人体的自愈是大有裨益的。

Y 形拉筋：仰卧，双腿朝上，最大限度分开呈 Y 形，保持 3~30 分钟，强化腿内侧肝、脾、肾经络。

立位拉筋：双臂伸展，双脚前后站立呈弓步，保持 5~30 分钟，再换腿，可改善颈肩、背部疼痛及乳腺疾病。

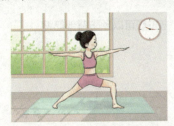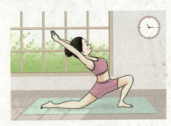

立位拉筋示意图

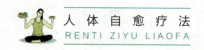

蹲式拉筋：蹲 5~40 分钟，双脚分开或并拢下蹲，双手抱腿、头埋下为"婴儿抱"，打通全身经络，促进气血循环和肠道蠕动。

M 形拉筋：平躺在拉筋凳上，小腿与脚背压于大腿和臀部下，双手贴耳拉伸，拉开腿部正面胃经，改善肠胃问题，瘦腿。

拉筋注意事项：

避免风寒，强度与时长循序渐进；出现不适立即停止并拍打相关部位；置换过人工关节者应在专业人员指导下拉筋。

健康微课堂

为什么要经常拉筋

近年来，电脑得到了广泛普及，人们长时间坐着办公，背部和腿部很容易出现筋缩现象。所以，上班族尝试拉筋疗法，对健康大有裨益。

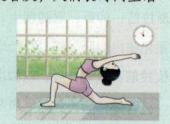

拉筋可以预防背部筋缩

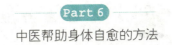
推拿：疏通经络，调和阴阳

推拿是中医传统疗法之一。它凭借按、揉、推、捏等诸多手法，来推动血液循环，改善肌肉的张力状态，并且调和脏腑的功能。推拿在治疗各类软组织损伤、慢性疼痛等病症上，疗效颇为显著。同时，它还能够增强身体素质、防范疾病。

😊 常见推拿方法一览

推拿疗法既经济又简便，随时随地都能够进行。对于健康的人而言，它能够增强人体免疫力，达到保健的目的；对于患病的人来说，它又能够加快患处功能的恢复速度，从而获得良好的治疗效果。

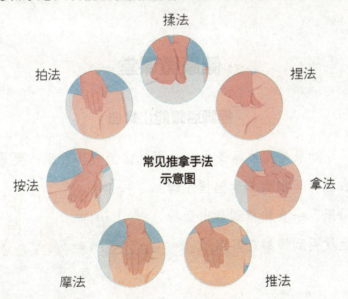

常见推拿手法示意图

揉法　捏法　拍法　拿法　按法　推法　摩法

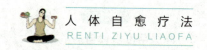

按法： 用指尖或指掌在身体合适部位有节奏地按压，分单手和双手按法，常用于两肋、腹部和背部。

摩法： 用手指或手掌轻柔抚摩，常与按法、推法配合，分单手和双手摩法，用于上肢、肩端和胸部。

推法： 向前用力推动，适用于肌肉丰厚的部位。

拿法： 用手轻轻捏起适当部位的皮肤，用于缓解情绪紧张、胸中堵塞等症状。

揉法： 将手贴于皮肤做轻微旋转式揉拿，适用于面积狭小和较大的部位，能消除瘀血。

捏法： 用手指将皮肤与肌肉从骨面上捏起，能增强皮肤、肌腱活动能力，改善血液和淋巴循环。

拍法： 也称为叩击法，手劲需轻重得当，柔软灵活，应用于肌肉丰厚的部位，力量先轻后重，速度先慢后快。

健康微课堂

捏脚后跟能止鼻血

如果是左边鼻子出血，那就掐掐右脚后跟；要是右边鼻子出血，就掐掐左脚后跟，一直掐捏到鼻出血的症状得到缓解就可以了。

附阳

申脉

仆参

拍打：促进血液循环

　　拍一拍、打一打，难道就能驱走疾病、收获健康？让我们来认识一下拍打疗法吧。拍打疗法，就是借助木槌、木棒或者拍子，当然也可以直接用双手，在身体特定的部位进行或轻或重且富有节奏的按压、拍打，是一种能够强身健体、祛除疾病的妙法。

🔊 拍一拍，经络更通畅

　　拍打疗法能够使血液循环得到改善，让神经内分泌系统得到调整，还能推动新陈代谢。接下来，给大家介绍几种拍打健身法，适合全天进行，早餐前效果更佳。

　　拍打头面：用指端叩击头顶和后脑，用指面拍打前额、耳后和颈后，用食指弹拍面颊。可调理头痛、神经衰弱等，增强记忆力。

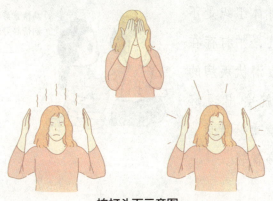

拍打头面示意图

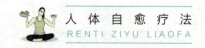

拍打腰背：站立，交替用手掌和手背拍打肩、背和腰。有助于调理呼吸和心血管问题，如支气管炎等。

拍打胸腹：站立，双脚与肩同宽，手掌拍打胸腹两侧。可调理肠胃，增强五脏功能。

拍打四肢：坐或站，交替拍打肩、臂、肘和大腿、小腿，重点拍打足三里。有助于调理关节炎、肌肉劳损等。

拍打臀部：左右手掌或拳状拍打臀部各 50~100 下。有助于调理臀部肌肉问题。

健康微课堂

拍打过程中为什么会出痧

出痧是拍打过程中的常见现象。用相同的力量拍打健康身体组织是不会出痧的，拍打存在疾病或者潜伏疾病的穴位区就会出现痧斑。病情重痧就重，病情轻痧就轻。

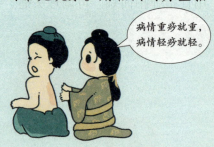

病情重痧就重，病情轻痧就轻。

顺时养生智慧，呵护自愈力

一天有 12 个时辰（按照古代计时法，2 小时为 1 个时辰）。在每个时辰里，人体各器官的功能强弱以及气血的盛衰情况都是不一样的。养生就应当遵循人体规律，依据一天之中不同的时辰，合理地调整自身的起居饮食，从而防病保健、呵护自愈力。

时辰养生对应一览表

时辰	经脉状况	注意事项
子时（23～次日1点）	阳气初生，胆经活跃	安然入睡，养护阳气，避免夜宵
丑时（1～3点）	肝经排毒	进入深度睡眠，养肝排毒
寅时（3～5点）	肺经分配气血	深度睡眠，避免干扰肺经工作
卯时（5～7点）	大肠经通便	定时排便，排出废物和毒素
辰时（7～9点）	胃经当令	吃早餐，避免饿胃
巳时（9～11点）	脾经运化	避免思虑过度，影响脾功能
午时（11～13点）	心经当令	午睡，静心休息
未时（13～15点）	小肠经分清泌浊	好好休息，不进行剧烈运动
申时（15～17点）	膀胱经排毒	多喝水，运动排毒

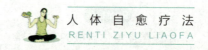

（续表）

时辰	经脉状况	注意事项
酉时（17～19点）	肾经贮藏精华	散步刺激涌泉穴，补肾
戌时（19～21点）	心包经当令	轻松娱乐，放松心情
亥时（21～23点）	三焦经畅通	热水泡脚，喝温水，降低血液黏稠度

健康微课堂

早晨吞咽津液大有裨益

从中医学的角度而言，卯时（早上5～7点）呈现阴消阳长的态势。在这个时候，需要留意兴助阳气，起床后在口中含一片生姜就是很不错的办法。生姜性温且味辛，能够辅助并滋生阳气；而且生姜含于口中还能促使津液生成，早晨起床后吞咽津液对养生大有裨益。

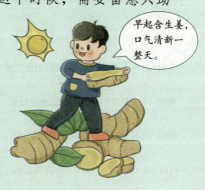

早起含生姜，口气清新一整天。

常见病的自愈疗法

俗话说"三分治，七分养"，在疾病康复的过程中，患者的自我调养也至关重要。有些病症，我们固然需要求医诊治，然而也要努力唤起自身的自愈能力，依据病症及时调整生活方式，进而达到事半功倍的效果。

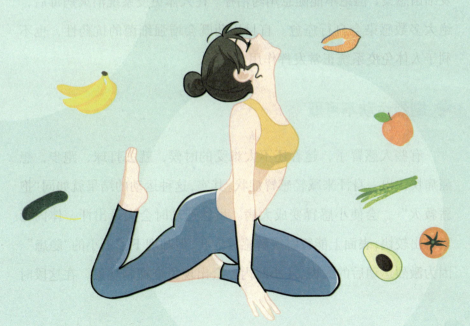

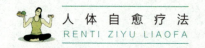

感 冒

感冒可以说是最为常见的疾病，无论春夏秋冬，都有患感冒的可能。据统计，成年人每年感冒 2~4 次，儿童则为 4~8 次。

😊 感冒了，别急着吃药

感冒的症状大家都比较熟知，通常伴有发热、头疼、鼻塞或者流鼻涕、咽痛等症状，5~7 天就会痊愈。有些人一感冒就立刻吃很多感冒药，还觉得加用抗生素能缩短病程。然而，感冒虽有可能引发细菌感染，但绝不能随意用药治疗。在人体免疫系统消灭病毒后，绝大多数感染会自行痊愈。盲目用药既会增强细菌的抗药性，也不利于人体免疫系统正常发挥作用。

😊 剧烈运动不可取

有些人感冒了，趁着还不太难受的时候，就去打球、跑步，想痛痛快快出一身汗来减轻感冒症状。其实，这种运动的结果就如同"抱薪救火"，会使小感冒变成大病。虽然运动时会大量出汗，体内毒素排出较快，表面上能暂时缓解感冒症状，但却埋下了不小的"隐患"。因为激烈运动后的大概 24 小时内，会出现免疫抑制现象，在这段时间里，免疫细胞开始"休息"，而感冒病毒入侵体内时正需要免疫系统与之对抗，没有免疫细胞，感冒病菌自然会格外猖獗，很可能使小感冒演变成病毒性心肌炎、肺炎等。同时，运动后机体代谢相对旺盛，这样大量消耗体内的糖、脂肪、蛋白质等，会削弱身体的抵抗力，"薄弱"的抵抗力在运动过量时，往往经不住任何病菌的攻击，从而加重感冒的程度。

🗨 防治感冒有办法

大多数情况，感冒是因为病毒存在于患者的呼吸道中而引发的，由于病毒生存在人体细胞内，世上没有药物能直接杀死感冒病毒，依靠人体免疫系统才是有效的方法。所以感冒应以支持疗法为主，增强机体自身抗病能力是预防感冒的关键。

下面这些非药物防治感冒的方法，既健康又有效，让我们一起看看吧！

最直接的方法是盐水漱口，盐水具备杀菌能力，可以保护口腔和呼吸道。如果每天都用淡盐水漱口，那么在防治细菌性感冒方面会有一定的效果。

然后是按摩鼻翼，大家在感冒的时候，一定经受过"鼻子不通气儿"的困扰。而按摩鼻翼能够改善鼻部的血液循环，借助纤毛的"定向摆动"，将感冒病毒、细菌及其有害的代谢物排出体外，从而让堵塞的鼻腔更通畅。具体的按摩方法是：两只手微微握拳，用弯曲

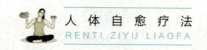
的拇指背面在鼻翼两侧上下往返地进行按摩。每天上午和下午各按摩 15 ~ 30 次，一直按摩到局部发红、发热就可以了。

还有就是用热水泡脚，常言道，"寒从脚下起"，脚冷很容易引发风寒感冒。因此，每晚用热水泡脚 15 分钟，能够预防感冒。

最后要强调的是，要多睡觉。美国哈佛大学医学院的研究人员发现，人在睡眠的时候，体内的细菌会制造出一种名为"胞壁酸"的物质，能够增强人体的免疫力。

健康微课堂

胡萝卜也能治感冒?

胡萝卜所含的胡萝卜素在预防与治疗感冒方面有着独特的功效。如果不小心患上了感冒，不妨这么做：先把胡萝卜切碎，将其中的汁水挤出来；再把生姜捣碎，榨出些许姜汁，添加到胡萝卜汁里；接着放入白糖或者蜂蜜，搅拌均匀之后冲入开水，当作饮料来喝。每天喝三次，连续喝两天，可以起到清热、解毒、祛寒的作用。

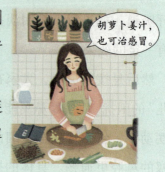

胡萝卜姜汁，也可治感冒。

头 痛

在日常生活里，头痛是较为常见的症状之一。如果出现剧烈的头痛或者是原因不明的持续性头痛，那就应当去求医问诊了。至于较为轻微的头痛，则完全可以采用一些能够自愈的方法来进行自我调理。最好谨慎服用止痛药，毕竟止痛药不仅"治标不治本"，还会致使人体的自愈能力变得越来越"懒惰"。

饮食也可治头痛

中医认为，头痛与气血不通畅是有关系的，而肝脏有着疏导气血的功能。倘若肝脏出现了问题，气血运行不畅，就可能引发头痛。所以，头痛的时候，可以从肝脏入手来进行治疗。在饮食方面，可以多食用一些酸性且为绿色的食物，因为酸和绿色能够滋养肝脏，像青葡萄、青苹果、猕猴桃、梅子等水果就可以多吃一些。另外，取适量的芹菜根，洗净切碎后用来炒鸡蛋吃，对治疗头痛也是有效果的。

风池穴：头痛的缓解按钮

头痛的时候，还可以按揉风池穴。风池穴位于后颈部，在后头

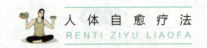

骨的下方两条大筋外缘的陷窝之中，和耳垂处于齐平的位置。风池穴具备清热降火、疏通经络的功能，可以快速止痛。用手指由轻到重按揉100次，双手握拳后用食指第2～3指骨关节部位点按风池穴10次，每次点按穴位以感受到酸胀感为宜。推拿、点按风池穴能够使经络和气血畅通，为进一步的治疗创造条件，这是迅速缓解头痛的有效方法之一。

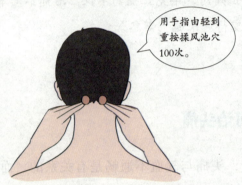

用手指由轻到重按揉风池穴100次。

💬 试试"想象疗法"吧

有些人在紧张、恐惧、担忧等情绪出现时会感到头痛。要想从根本上治愈这种头痛，需要调整情绪，放松心情。

首先，深深吸气并且集中思绪，想象吸入的空气已到达下腹部，片刻之后，再集中意念，想象一切导致头痛的"坏情绪"已随着气息呼出体外。

其次，闭上眼睛深呼吸，吸气时有意使全身肌肉紧绷，呼气时则有意放松紧绷的肌肉。这样，肌肉一紧一松的同时，把"意念"

想象成一盏明灯，用它从前额到足跟依次扫描，耗时 10 分钟。

最后，想象自己记忆中的美好瞬间，例如幼时在田野间的奔跑、游览过的秀丽风光……在脑海里反复呈现并回味。

想象疗法旨在让人们使用"意念"来放松神经、缓解头痛。若是因为精神紧张、压力过大引发的头痛，可以根据自身实际情况，选择其中一种或者几种进行练习。

健康微课堂

按摩拍打也可治头痛

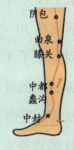

头痛时，可以用拳头的下缘部分去敲打足厥阴肝经的循经路线，这样能使肝胆循环畅通，达到"通则不痛"的效果。具体的做法是：从脚踝的上缘开始，往上敲打小腿内侧的中线、大腿内侧的中线，一直敲打到腹股沟，左右腿各敲打 5 ～ 10 分钟，早晚各进行一次，这样可以有效地缓解头痛，甚至能够治愈慢性头痛。

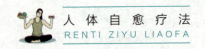
偏头痛

偏头痛是一种常见的慢性功能障碍性疾病，它通常表现为反复发作的单侧或双侧头部剧烈疼痛，有时还伴有恶心、呕吐、对光和声音敏感等症状。

🧠 偏头痛可自愈

偏头痛是一种令人烦恼且容易反复发作的疾病，其疼痛通常局限于头部的一侧或双侧，且往往呈现类似脉搏跳动的搏动性疼痛，给患者带来了极大的不便和痛苦。

这种病症在 30 ~ 50 岁年龄段的人群中尤为常见，但幸运的是，我们并非对此束手无策。通过一系列科学合理的措施，我们能够有效地缓解偏头痛的症状，甚至有可能促使偏头痛自行痊愈。这些措施包括调整饮食习惯、改变生活方式，或者采用其他一些辅助手段。通过综合性的管理方法，我们可以减少偏头痛带来的困扰，显著提高生活质量。

对于那些经常被偏头痛困扰的人来说，不妨尝试对日常生活习惯进行一些小的调整。这些调整可能包括规律的作息时间、适量的体育锻炼、避免过度的精神压力以及减少摄入可能诱发偏头痛的食物。通过改变一些生活方式，可以有效地减少偏头痛发作的频率和强度，从而提高生活质量。

🐸 远离引发偏头痛的食物

那些含有大量酪胺的食物被认为是偏头痛发作的主要因素，因为它们能够引起血管的扩张，从而诱发头痛。

一些食物，包括咖啡、巧克力、各种奶制品以及含有丰富动物脂肪的食品都含有酪胺。这些食品中的酪胺成分在体内积累到一定程度时，也可能会引起血管的扩张，从而引发偏头痛。

控制饮食是一种预防偏头痛的有效方法，其通过减少高酪胺食物的摄入，可以降低偏头痛发作的风险。

除此之外，酒精饮料也有可能诱发偏头痛，尤其是红葡萄酒和白酒等。酒精饮料中的某些成分可能会引起血管的扩张，从而诱发偏头痛。建议人们在日常生活中尽量避免饮用此类酒精饮料。

🐸 养成好习惯，远离偏头痛

在生活中，要注意睡眠、运动或者过劳等问题。要是每天工作都超过 10 小时，经常承担超出自己能力范围的工作、生活过得不开心并且对自身生活状态不满意、缺乏体育锻炼、每天睡眠时间不足 6 小时或者过长，都有可能引发偏头痛。因此，要保持规律的作息，哪怕是节假日也不要熬夜，同时要让工作和生活更有计划性、条理性，

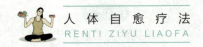

注意劳逸结合，如此就能有效减轻偏头痛。

此外，养成良好的生活习惯也是非常有必要的。

首先要勤做头颈运动，上班族要是长时间使用电脑，就得留意屏幕亮度、座椅的高度以及坐姿了。每工作50分钟，最好休息10分钟，还得经常活动一下头部与肩颈。

要知道，颈部肌肉的某些地方受到压力时，偏头痛会加重，甚至还会让从没患过偏头痛的人患上慢性偏头痛。

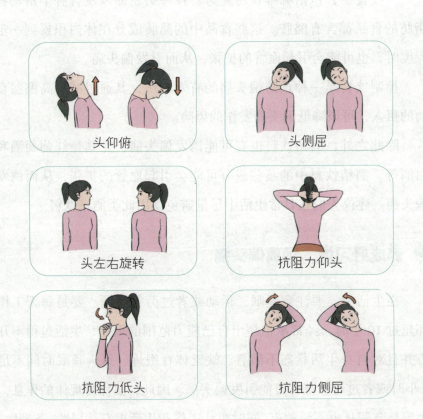

头仰俯　　　　头侧屈

头左右旋转　　抗阻力仰头

抗阻力低头　　抗阻力侧屈

然后要坚持用热水泡手，偏头痛发作时，接上一盆热水，水温以手部皮肤能够承受为准，接着把双手浸到热水里。浸泡期间需注意要不停地加些热水，好让水温一直保持着同样的温度。通常过半小时左右，疼痛就会慢慢减轻，甚至完全消失不见。这是为何呢？原来，热水会使手臂的血管扩张，同样，大脑中的血管也会随之扩张，大脑供血一旦顺畅了，偏头痛就能得到缓解。

健康微课堂

梳头可以舒筋活血

当偏头痛发作的时候，我们可以利用手指尖或者梳子，在疼痛的位置轻且快速地梳摩，从而促使头部血液顺畅地流动。每次梳摩大概100次，每天在早饭、午饭、晚饭之前分别做一次，这样就能够起到舒筋活血的功效，止痛效果相当不错。

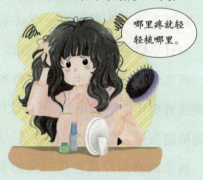

哪里疼就轻轻梳哪里。

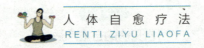
眩 晕

眩晕是一种常见的症状。急性头晕持续的时长在 1～2 个星期就会自行消失，要是超出这个时长，或许就是身体发出的求救信号了，此时应立刻前往医院进行检查。而一般性头晕，只要自身开展一些运动，并且留意饮食，就能够自行痊愈。

🍴 缓解眩晕的饮食疗法

鸡蛋红糖可治头晕：取 2 个鸡蛋，搭配 30 克红糖，再加些许水搅拌均匀，而后用豆油煎至熟透，空腹食用即可。

鸭蛋赤豆对头晕也有治疗效果：1 个鸭蛋与 20 粒赤豆搅匀后蒸熟，每日早晨空腹服用一次，连续服用 7 日便可见效。

若头晕是由畏冷引起，手脚和腰间觉得凉，很可能是自主神经失调或者更年期障碍所致，可以饮用胡萝卜汁。胡萝卜既能温暖身体，又能抑制头晕，是此症状的克星，若再添加蜂蜜，效果会更加显著。

菠菜能够治疗高血压引发的头晕，将菠菜用热水烫过之后，再用芝麻油拌炒，可经常食用。菊花也可用于治疗头晕，它能降血压、明目、解毒，对头晕、头痛、耳鸣、目眩等均有疗效，还可使小便清长。

🐸 试试这套体操吧

眩晕和头痛一样，极有可能是头部供血不畅引发的，因此多运动对缓解眩晕相当有效。有专家推荐了一套体操，头晕患者不妨一试。

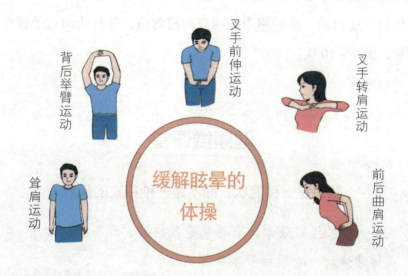

耸肩运动：双脚分开站立，与肩同宽。双肩尽力向上提，让脑袋仿佛能贴在两肩之间，大概保持 3 秒，然后肩头快速下落。如此重复做 5～8 次。

背后举臂运动：双臂交叉后向后伸直，接着用力往上举。做这个动作时，你能明显感受到似乎是在用肩胛骨向上顶头。这个顶头的动作持续约 3 秒后，双臂快速下落。重复 2～3 次。

叉手前伸运动：屈肘，十指在胸前交叉，双手猛地向前伸出去，

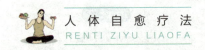

同时迅速向前低头，让头夹在伸直的双臂之间，做6～10次。

叉手转肩运动：十指于胸前交叉，掌心朝下，尽量向左右转动肩部，同时头部与肩部呈相反方向转动。身体其他部位要注意保持初始姿势，转动幅度需等于或大于90度，左右交替进行，做5～10次。

前后曲肩运动：先让两肩尽量向后弯曲，就像两边的肩胛骨快要碰到一起似的。然后用力使两肩向前弯曲，并且让两只手臂靠在一起，做5～10次。

健康微课堂

眩晕是一种症状，而不是一种独立的疾病

如果经常眩晕，有可能是颈椎病、耳石症、血压异常波动、心脑血管疾病等问题在作祟。我们可以把经常发生的眩晕看作是身体的求救信号，如果经常头晕，务必及时前往医院就诊。

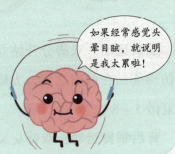

如果经常感觉头晕目眩，就说明是我太累啦！

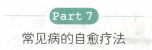

失 眠

我们也许都经历过躺在床上辗转反侧，却怎么都睡不着的时候。其实，失眠不可怕，真正可怕的是对失眠的恐惧心理，这种恐惧心理会让失眠之人入睡变得越发艰难。在日常生活中如果注意调养，失眠是能够慢慢自愈的。

🐢 失眠并不可怕

失眠只是一种症状，并非疾病。有些失眠者会选择服用安眠药。安眠药确实能让人迅速入睡，可这种睡眠并非生理睡眠，而是被动睡眠。所以，哪怕服药后整夜都睡着了，醒来时还是会感到疲惫不堪。

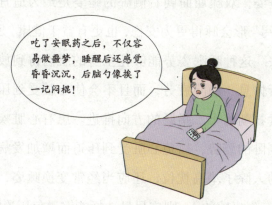

吃了安眠药之后，不仅容易做噩梦，睡醒后还感觉昏昏沉沉，后脑勺像挨了一记闷棍！

并且安眠药只能偶尔服用，要是经常吃的话，身体就会产生依赖性和抗药性，还会引发一系列不良反应。在日常生活中精心调养，

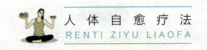

失眠状况是可以逐步改善的。保持平和的精神状态相当重要，别把失眠看得太重了。想想看，世上那么多失眠的人，不也一样正常地工作和生活吗？

要做到科学睡眠

若想一夜安睡、慢慢走出失眠的困扰，需从寝具、睡姿以及卧室环境这三个方面着手调整。

先说寝具，床的方位首先应当为南北顺向，睡觉时头朝北、脚朝南，如此机体才不会受到地磁的干扰。枕头的高低也大有讲究，枕高通常以睡者的一肩高（大概 10 厘米）为佳，脑部因血压高而疼痛的人，则应适当垫高枕位。枕头、被子要经常翻晒，不然病菌就容易进入口鼻，增加患肺部疾病的风险。

然后是睡姿，双腿屈曲朝右侧卧的睡姿是最为适宜的，睡卧时将躯体弯成"弓"形会睡得更为安稳，也更有益于健康，所以才有"卧如弓"的说法。这种睡眠姿势能够让全身的肌肉得到放松，有利于肌肉组织进行休息、消除疲劳，而且不会使心脏受到压迫，还能够助力胃中的食物朝着十二指肠的方向推进。患有心脏疾病的人，最好多采用右侧卧的姿势，以免心脏受到压迫而增加发病的概率。患有肺部疾病的人除了垫高枕位，还应当经常变换睡姿，以利于痰涎的排出。四肢有疼痛感的人，则应尽量选择能够避免压迫痛处的睡姿。

最后是卧室环境，室温在 15 ~ 24℃，是睡眠最适宜的温度。卧室内不要摆放绿色植物和鲜花，一般而言，鲜花的香味容易使人难以入睡，而绿色植物在夜间会和人争夺氧气，有些人还会有过敏反应，这些都会影响睡眠质量。卧室墙壁应以淡色色调为主，红色容易让人兴奋，使人无法入睡，对于焦虑型失眠者来说更是大忌；抑郁型失眠者则应当避开蓝色、灰色等使人消沉的暗淡颜色。

健康微课堂

入睡困难，少喝茶和咖啡

咖啡和茶里含有咖啡因与茶碱，它们就像是中枢神经系统的"小马达"，不仅能够暂时把睡意赶走，还会对大脑产生刺激作用。如果长期大量摄入，就会出现入睡困难、睡眠很浅等问题。喜欢喝茶和咖啡的人如果总是失眠，不妨停喝一段时间，若实在割舍不下，也千万别在睡前4～6小时内喝。

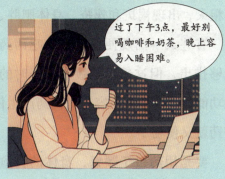

过了下午3点，最好别喝咖啡和奶茶，晚上容易入睡困难。

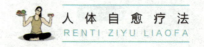

便 秘

　　整天在办公室里久坐不动的人，可能会被便秘问题困扰。便秘虽说并非严重的大病，可它着实令人痛苦不堪，并且还可能引发一系列并发症。但是，常常依赖泻药只会让便秘的情况愈发糟糕，我们可以借助身体的自愈力来应对便秘。

💬 便秘了，别总是吃泻药

　　便秘会使肠内环境变得恶劣，造成肠胃功能失调、内分泌失衡、新陈代谢紊乱，进而导致口臭、放屁臭、面色暗沉、皮肤粗糙、毛孔粗大，出现褐斑和痤疮、身体肥胖、浑身乏力、心情烦躁等状况。

　　有些人一出现便秘就开始吃泻药来排毒，这样一来，宿便虽然能够排出，但这仅仅是缓解了一时的症状，无法恢复肠道正常的排便功能，而且身体还容易对泻药产生依赖，结果往往是吃药就腹泻，停药就又便秘了。

　　要是用药过于频繁，身体的自愈系统就会遭到损害，进而影响肠道对营养物质的吸收，从而引发营养不良以及免疫力下降等问题。

　　因此，便秘时，别急着吃泻药，可以采用调整生活习惯和运动的方式，让肠道自愈力治疗便秘。

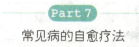
🦑 治疗便秘，从肠道抓起

肠道蠕动能力下降，再加上饮食过于精细且缺乏运动，都是引发便秘的重要因素。若是在饮食方面多留意，就能有效预防便秘。

首先，要大量饮水，一个健康的人每天要喝 7 ~ 8 杯水，如果运动量较大或者天气炎热，饮水量就得相应增加了。尤其是早晨起来喝一杯淡盐开水，这对维持肠道的清洁与通畅、软化粪便可是大有好处的，就像给肠道做了一次清洁护理一样。

其次，要增加 B 族维生素食品的供给。尽可能选择天然、未加工的食品，例如粗粮、豆类等，增强肠道的蠕动。

再次，要适量食用产气蔬菜和有软化作用的果胶食品，如马铃薯、萝卜、洋葱、黄豆、黄瓜等，这些食物产生的气体在肠内膨胀会使肠蠕动增加，从而起到下气利便的作用。食用像苹果、香蕉、胡萝卜、甜菜、卷心菜、柑橘等果胶含量多的食品，可以软化大便，减轻便秘症状。

最后，要经常食用蜂蜜、淀粉。经常吃蜂蜜和淀粉会减少便秘的出现。蜂蜜对肠道有润滑的功效，而淀粉能够吸收水分，使粪便软化。

🦑 动一动，更通畅

如今，便秘不只是纠缠着老年人，不少中青年人也深受其扰。

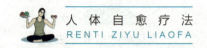
长时间坐在办公室里，缺乏充足运动是引发便秘的关键因素。

这类便秘患者可以做一些有助于增强腹肌以及骨盆肌力量的运动，像收腹抬腿、仰卧起坐，还有下蹲与屈髋压腹动作等，这些运动都能够促进肠胃蠕动。此外，快步行走或者慢跑时，肠管会受到振动，这有助于肠道蠕动，从而缓解便秘症状。经常运动，保持规律的锻炼，如此一来，就能有效缓解便秘状况。

健康微课堂

焦虑和抑郁都会导致便秘

这是为什么呢？因为焦虑和抑郁会使功能性便秘患者的直肠感觉阈值升高，排便时直肠肛门的收缩率增加，盆底肌群的紧张程度也会增加，从而造成排便困难。

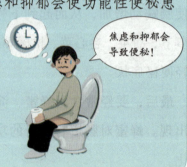

胃　炎

胃炎讲究"三分治七分养"，这七分养需以三分治为前提。先经全面检查确诊，再开展系统治疗，而后于日常生活里加以调养，长此以往，方能取得理想的治疗成效。

💬 "养"出来的健康胃

大家都知道，胃就像一台每日持续运转的机器，食物在消化过程中会给黏膜带来损伤，所以节制饮食是治疗胃病的关键所在。此外，高度的精神紧张也是引发胃病的重要因素，像司机、建筑工人、办公室职员等，他们患胃炎的概率都颇高。

在养胃的时候，保持心情舒畅是极为重要的。胃炎是慢性病，没法在短期内治好，治病的妙方就在于"养"，只要我们在饮食和生活上用心护理，胃炎就会渐渐自愈。

💬 调整饮食很重要

治疗胃炎，首要任务便是调整饮食。刺激性食物必须远离，像咖啡、酒、辣椒、芥末、胡椒等都不能碰，毕竟这些食物要么会刺激胃液分泌，要么会让胃黏膜遭受损害。酸性食物也得戒掉，山楂、

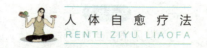
柿子这类水果含有大量鞣酸，它与胃酸一结合就容易形成结石，从而引发胃梗阻、消化不良等胃肠道疾病，所以不宜多吃。然而，并不是所有酸性水果都吃不得，像菠萝、柳橙、橘子等水果，饭后少吃一点是不会有太大刺激的。

胃炎患者还要少吃油炸食物，因为这种食物不但会导致消化不良，还会使血脂升高。此外，炒饭、烤肉这类比较硬的食物，年糕、粽子等糯米制品，还有各式甜点、糕饼等食物，常常会让患者感觉不适，在选择的时候要加以留意。

对于胃炎患者而言，馒头能够养胃，可以试着把馒头当作主食。常吃土豆也对胃有好处，在欧美，土豆享有"第二面包"的美称。中医认为，土豆有着健脾和胃、通利大便的功效，能辅助治疗习惯性便秘、慢性胃痛、皮肤湿疹等病症。治疗胃炎，可以把土豆切碎后和大米一起煮成土豆粥。不过，油炸土豆尽量少吃。

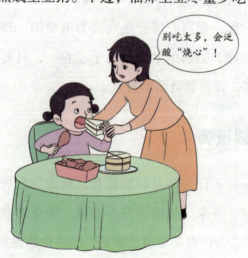

养成良好的进餐习惯

胃炎患者进餐要定时定量,并且要细嚼慢咽,进餐时心情得放松。一般胃功能不好的人,少食多餐比较好,这样能避免胃胀或者胃酸过多而产生不适。胃炎患者除了三餐之外,上午、下午、睡前可以各加一次点心,但不能吃太多。食物应以软、松为主,那些比较有韧性、爽口的食物不宜多吃,因为这些食物是最难消化的。

健康微课堂

胃病患者应少吃花生

有些人觉得,吃花生是能够养胃的,可以让一些症状得到改善。从保健的角度而言,花生确实有一定的养胃功效,但是在治疗胃病这方面,花生所起的作用就微乎其微了。有些胃病患者吃了生花生甚

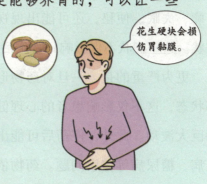

花生硬块会损伤胃黏膜。

至会导致胃病加重。这是因为带棱角的花生硬块在胃里会对胃黏膜造成损伤。

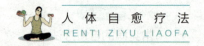

肥胖症

过度肥胖确实有损健康，不过别忧心。肥胖大多是因为摄入的食物超出身体需求，进而造成脂肪堆积而形成的。只要做到"管住嘴，迈开腿"，就能不借助减肥药，轻松甩掉赘肉。

🍄 别靠减肥药

有些人为了美，体重稍有增加就吃减肥药。然而，"是药三分毒"，在不了解减肥产品的成分、功效以及潜在不良反应的情况下盲目使用是相当危险的。长期或大量服用减肥药，不仅会使人上瘾、失眠、便秘，还可能出现视幻觉、听幻觉等严重的神经系统症状。这些症状不仅影响日常生活，还可能损害身体健康。

更为严重的是，一旦对药物形成依赖，停药后很可能会陷入抑郁状态，这不仅影响患者的心理健康，还可能导致他们出现情绪上的巨大波动。此外，停药后可能出现体重反弹，还可能引起心血管疾病、糖尿病等健康问题。药物依赖不只是心理问题，还涉及生理和行为问题，需要全面治疗和管理。因此，在选择减肥方式时，我们应该保持理性，不要盲目跟风或听信广告宣传。所以，最好不要依赖减肥药物来减肥，而应该通过调整饮食、增加运动等健康科学的减肥方式来实现健康的体重管理。

严格控制热量

减肥的一个重要原则是"热量的摄取量必须少于消耗量"。在饮食方面，要远离一些高热量的食品。有不少人喜爱吃零食、喝甜饮料。要知道，零食和甜饮料都含有很高的热量。

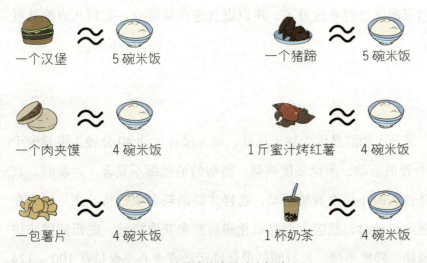

一个汉堡　≈　5 碗米饭　　　　一个猪蹄　≈　5 碗米饭

一个肉夹馍　≈　4 碗米饭　　　1 斤蜜汁烤红薯　≈　4 碗米饭

一包薯片　≈　4 碗米饭　　　　1 杯奶茶　≈　4 碗米饭

这些食物容易让人长胖

一些零食的热量相当高，像坚果类食物，那可是富含油脂的；香蕉、膨化食品等含有大量淀粉；糖果、果脯、甜饮料糖分满满；牛肉干、鱼片则含有较多蛋白质。当人体吸收的营养物质无法被消耗时，就会转化为脂肪并储存起来。

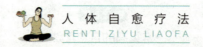
🍄 细嚼慢咽助减肥

为了避免饮食过量，吃饭时最好尽量放慢速度，细嚼慢咽。一方面，它有利于唾液和胃液对食物进行消化；另一方面，也有助于减少食量。大家都知道，食物进入人体后，血糖会升高到一定水平，这时大脑的食欲中枢就会发出停止进食的信号。但是，这一过程是需要时间的。如果进食速度太快，在大脑发出停止进食的信号之前，我们可能就已经吃过量了。所以进食速度要慢些，吃到八成饱就可以了。

🍄 运动减肥

部分人肥胖是因为缺乏运动。每天最好运动 40 分钟，毕竟少于 40 分钟的运动，不论强度高低，脂肪的消耗都不显著。运动时，宜选择持久的小强度有氧运动，这样才能消耗多余脂肪。这是因为在小强度运动时，肌肉主要靠氧化脂肪酸来获取能量，进而使脂肪快速消耗。轻松平缓、长时间的低强度运动或者心率保持在 100～124 次/分的长时间运动对减肥最为有利。比如慢跑、散步、健身走、跳绳等运动方式最适合肥胖症患者，减肥效果显著。

🍄 调节情绪

调节情绪对减轻体重也有帮助。有时候，人们难以承受挫折带来的打击，面对紧张的日常生活也毫无头绪，于是就"借吃消愁"。从另一方面来说，发胖之后身材走样，这也可能致使进食出现异常情况，像厌食或者食欲大增，如此一来，也会产生沮丧和焦虑之感。因此，我们可以尝试放松心情，调整心理状态。比如说出门逛街，给朋友打一通电话，或者追一部新剧来打发时间，保持乐观豁达的心情，这对减肥同样有益。

健康微课堂

散步对减肥很有帮助

散步减肥的方式备受认可。美国纽约的科研人员对一群坚持散步锻炼的学生进行了监测，他们发现，在饭后45分钟左右散步20分 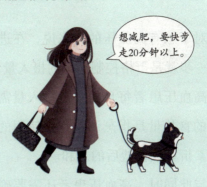 钟，热量的消耗速度较快，这个时间段散步对减肥很有好处。科研人员还发现，如果能在饭后2 ~ 3小时再进行一次大约20分钟的散步，减肥的效果就会更加显著。

想减肥，要快步走20分钟以上。

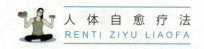
高血压

　　高血压属于常见的心血管疾病。长时间地工作却得不到充足休息、抽烟酗酒、大量食用快餐，这些情况都容易诱发高血压。此外，情绪不好也是引发高血压的一个因素。因此，治疗高血压时，除了前往医院就医，还需戒烟限酒，并且要对工作时长和生活方式进行调整，在饮食、运动以及情绪等方面也得多加留意。

🍄 高血压患者饮食治疗原则

　　对于患有高血压的人来说，在进行饮食治疗的过程中，最为关键的一步就是严格控制钠盐的摄入量。

　　高血压患者每日的食盐摄入量需要被控制在 6 克以下，这里所提到的食盐量是指烹调过程中使用的食盐以及从其他食物中摄入的钠元素折算成食盐后的总和。

　　与此同时，高血压患者还需要确保摄入足够的优质蛋白质，并且要补充足够的钙元素和钾元素，多吃蔬菜和水果对于维持健康至关重要。

　　除此之外，高血压患者在饮食上还需要做到有规律，即一日三餐定时定量，既不能让身体处于饥饿状态，也不能吃得过饱。

高血压患者的运动治疗原则

对于高血压患者来说，进行适量的有氧运动是非常有益的，比如散步、慢跑、打太极拳等活动，这些都是非常好的选择。在增加活动量的过程中，高血压患者应该遵循循序渐进的原则，避免突然增加运动强度而对身体造成不必要的负担。

同时，在进行运动时，高血压患者还需要密切关注天气状况，以确保运动的安全性。

特别是在夏季，应该避免在中午阳光最强烈的时候进行户外运动，以防因高温导致身体不适。而在冬季，保暖工作同样重要，因为寒冷的天气可能会增加中风的风险。

总的来说，运动不应该是一种不顾身体状况的硬性要求，如果在运动过程中出现身体不适的情况，应该立即停止运动，必要时寻求专业医生帮助。

高血压患者的情绪疗法

高血压患者往往存在脾气暴躁、易怒或者爱生闷气的情况，而这些恰恰是促使血压升高的因素。患者可以通过改变自身行为方式，来培养对环境的良好适应能力，防止情绪激动、过度紧张以及焦虑。当碰上不开心的事情时，患者可以向朋友或者亲人诉说，也可以听轻音乐、参与一些轻松愉悦的业余活动等，把不良情绪转移、释放

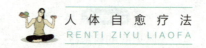

出去。高血压患者不妨多做些陶冶性情之事，如钓鱼、养花等。

　　除此之外，也可以考虑利用气功中的吐纳法来调节情绪，此法能让人宁心入静、心平气和。瑜伽也具备同样的功效。当然，对于病情严重的高血压患者来说，在自我调节的同时，也要积极地和医生配合开展治疗。

健康微课堂

适度饮茶对高血压患者也有好处

　　茶叶里含有茶多酚，其中绿茶所含的茶多酚比红茶要多。茶多酚能够防止维生素C被氧化，利于维生素C在体内发挥作用，还可以将有害的铬离子排出体外。除

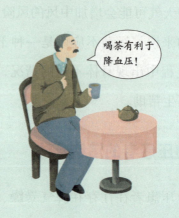

此之外，茶叶中还含有钾、钙、镁、锌、氟等元素。所以，每天用4～6克茶叶来冲泡饮用，对人体是有益处的。

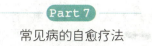

糖尿病

糖尿病堪称最为常见的慢性病之一。因为人们生活水平日益提高、人口日益老龄化以及肥胖发生率不断增加，糖尿病的发病概率呈现逐年递增的态势。糖尿病虽然无法被根治，不过只要拥有健康的生活习惯，还是能够得到控制的。

🐢 不良生活习惯是糖尿病的元凶

当今，糖尿病不仅是"老年病"，年轻人也极易患上。医生认为，年轻人患上糖尿病，大多是不良生活习惯所致。当下的年轻人都偏爱零食，然而零食和肉类都属于高热量食物，摄入了热量却不去运动消耗，这必然会增加患糖尿病的风险。此外，不少女士为了减肥，只吃菜而不吃米饭，结果不但没能减肥成功，反而有损健康。这是因为菜肴中的油和蛋白质摄入量过高，其热量超过了米饭中的淀粉，所以极易使血糖升高。

到目前为止，糖尿病是一种虽不能根治却可以控制的疾病。在医生的指导下，正确调整饮食、运动，并吃降糖药物进行终身性治疗，绝大多数患者是能够像正常人一样生活、工作的。

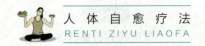
导致糖尿病的饮食误区

首先，糖尿病患者切忌暴饮暴食，要尽量避免在短时间内食用葡萄糖、蔗糖等含糖量高的食品。如此一来，就能防止血糖在短时间内急剧上升。糖尿病患者可以适当地加餐，但是，加餐可不等于加量。有些患者错误地以为，在限定的饭量之外再去加餐，这就等同于加大饭量了，结果导致血糖升高。

有些人觉得肉属于脂肪和蛋白质，多吃肉不会让血糖升高。然而，肉进入体内后也是能够转化成糖的。如果每天吃的主食过少，反而会引发饥饿性酮症。

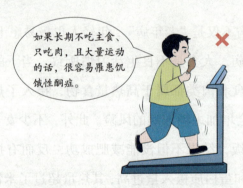

如果长期不吃主食、只吃肉，且大量运动的话，很容易罹患饥饿性酮症。

多锻炼、少熬夜

糖尿病患者需养成科学的作息习惯，多锻炼身体，尽量不熬夜。对于非胰岛素依赖型糖尿病患者而言，运动可作为一种控制血糖的治疗手段，只要是全身性的中等强度运动，像散步、慢跑、骑自行车、游泳之类的都可以。要注意饭后不能马上运动，因为饭后血糖浓度较高，在运动初期肝脏会把糖原分解后送入血液，从而出现一个血糖峰值，这极有可能让糖尿病患者的病情加重，甚至引发糖尿病性晕厥。还有，不可空腹运动，血糖过低会全身无力、大脑反应迟钝，容易发生意外，严重时甚至会因血糖过低而昏迷。

糖尿病患者应当在血糖相对平稳时进行运动，这样运动不仅有助于降低血糖，还能降低血液黏稠度以及血压，减少其他并发症发生的可能性。

健康微课堂

巴西蜂胶和南瓜子油对防治糖尿病有极佳效果

巴西蜂胶在预防和治疗糖尿病方面有着极佳的效果，能增强体力、提升免疫力，还能有力地对抗糖尿病引发的伤口不易愈合以及溃疡症状。南瓜子

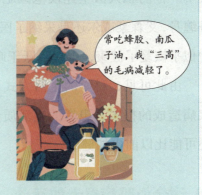

常吃蜂胶、南瓜子油，我"三高"的毛病减轻了。

油含有多种不饱和脂肪酸，能有效地处理人体内的脂肪、胆固醇，对防治动脉硬化以及糖尿病有着良好的疗效。

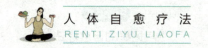
心脏病

心脏病堪称人类健康的头号敌人。尽管年龄、性别、家族遗传病史等与心脏病相关的危险因素难以被改变,可是只要能对其他危险因素加以有效控制,便能够对心脏病进行有效预防。对于心脏病患者而言,构建良好的健康生活方式是极为关键的。

🍃 让科学的生活方式守护心脏

1954 年,美国第 34 任总统艾森豪威尔不幸患上了严重的心力衰竭。他的私人医生建议他减肥、戒烟并且坚持体育锻炼。尽管政务缠身,艾森豪威尔还是采纳了医生的建议并坚持了下来。没过多久,他似乎恢复了健康,重新活跃于政治舞台之上。

由此可见,科学的生活方式不但可以预防疾病,而且能够减轻疾病造成的损害,患者的生活质量完全有可能恢复到患病前,甚至还可能比以前更加健康。

🍃 适合心脏病患者的运动

久坐不动者患冠心病的概率是常运动者的 3 倍。心脏病患者适度运动不仅可促进血液循环,还能预防血栓形成。推荐其进行如下运动：

　　散步，简单易行，能增强心脏功能、降低血压，每次 20 ～ 60 分钟，每日 1 ～ 2 次，或日行 800 ～ 2000 米，身体状况允许时可加快步速。

　　太极拳对高血压、心脏病有良好的防治效果。体力佳者可练老式太极拳，体力差者适合简化式。练习时不必练整套标准动作，身体虚弱者可分节练习。

　　此外，心脏病患者需保持平和心态，避免过于激动而导致心气不足，如心悸、乏力、胸闷气短等症状。负面情绪会阻碍气的运行，气滞则血瘀，血管不通则痛。大怒可能引发冠心病、心绞痛或急性心肌梗死等严重病症。因此，心脏病患者应保持乐观，避免大悲大怒，以维护心脏健康。

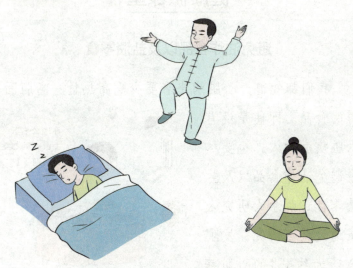

对于心脏病患者而言，打太极拳、午睡、做瑜伽都是平心静气、颐养心神的好方法

151

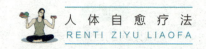
养好心脏有"三戒"

吸烟有害健康，烟对心脏病患者的危害很大。据调查，年龄在30～49岁的烟民，冠心病的发病率比不吸烟者高出3倍，而且吸烟也是导致心绞痛发作以及突然死亡的重要因素。酒也是不能沾的，酗酒不但会加重心脏的负担，甚至可能引发心律失常，并且会影响脂肪代谢，促使动脉硬化形成。此外，心脏病患者要避免前往人员密集之处，尤其是在感冒流行的季节，以防受到感染。

健康微课堂

避免油炸食品以及盐渍零食

我们都知道，心脏病患者要少吃高热量、高胆固醇的食品。即使是没有心脏疾病的人，也要尽量避免油炸食品以及盐渍零食。加拿大研究人员通过调查研究，发现全球大约35%的心脏病发作与油炸食品及盐渍零食有关。

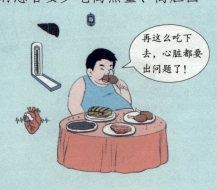

再这么吃下去，心脏都要出问题了！